त्वचा रोगों पर 50 लेख

(आम बोलचाल की आसान भाषा में)

डॉ. मुकेश अग्रवाल

अनुक्रम

भूमिका

त्वचा हमारे शरीर का सबसे बड़ा और सबसे संवेदनशील अंग है। यह केवल हमारे बाहरी रूप और सौंदर्य का हिस्सा नहीं, बल्कि हमारे स्वास्थ्य का आईना भी है। शरीर के भीतर चल रही कई प्रक्रियाएँ सबसे पहले त्वचा पर ही अपने संकेत दिखाती हैं — कभी खुजली के रूप में, कभी दाग-धब्बों के रूप में, कभी मुंहासों के रूप में और कभी लंबे समय तक चलने वाले रोगों के रूप में।

आज के समय में त्वचा रोग अत्यंत सामान्य हो गए हैं। बदलती जीवनशैली, प्रदूषण, तनाव, खानपान की गड़बड़ी, धूप का अधिक संपर्क, हार्मोनल बदलाव और गलत कॉस्मेटिक उत्पादों का प्रयोग — ये सभी त्वचा की समस्याओं को बढ़ा रहे हैं। दुर्भाग्यवश, त्वचा रोगों के विषय में समाज में अनेक भ्रम भी फैले हुए हैं। कई बार लोग सही जानकारी के अभाव में घरेलू नुस्खों, इंटरनेट की सलाह या बिना डॉक्टर की परामर्श के स्टेरॉयड युक्त क्रीमों का उपयोग कर लेते हैं, जिससे समस्या और अधिक गंभीर हो जाती है। इसी आवश्यकता को ध्यान में रखते हुए यह पुस्तक "त्वचा रोगों पर 50 लेख" तैयार की गई है।

इस पुस्तक का उद्देश्य है:

त्वचा की संरचना और कार्य को सरल भाषा में समझाना
आम त्वचा रोगों के कारण, लक्षण और सावधानियाँ बताना
सही इलाज की दिशा और समय पर डॉक्टर से संपर्क का महत्व समझाना
आधुनिक चिकित्सा और आयुर्वेदिक दृष्टिकोण के संतुलित उपयोग पर प्रकाश डालना
पाठकों में जागरूकता और आत्मविश्वास उत्पन्न करना

यह पुस्तक चिकित्सा छात्रों के लिए नहीं, बल्कि आम पाठकों के लिए लिखी गई है — ताकि हर व्यक्ति त्वचा संबंधी समस्याओं को डर के साथ नहीं, समझदारी के साथ देख सके। मेरा विश्वास है कि सही जानकारी ही सबसे पहला उपचार है। यदि यह पुस्तक किसी भी पाठक को भ्रम से बाहर निकालकर सही दिशा दे सके, तो इसका उद्देश्य सफल होगा। त्वचा को

समझिए, संभालिए और सम्मान दीजिए — क्योंकि स्वस्थ त्वचा केवल सुंदरता नहीं, स्वस्थ जीवन का आधार है। आपके स्वस्थ और सुंदर जीवन की शुभकामनाओं सहित,

डॉ. मुकेश अग्रवाल
Founder - VHCA Hair & Skin Clinic

भाग 1

त्वचा की बुनियादी समझ (लेख 1–5)

त्वचा आखिर है क्या? – शरीर की सबसे बड़ी ढाल

हम रोज़ अपने चेहरे को देखते हैं, क्रीम लगाते हैं, कभी दाग देखकर परेशान हो जाते हैं, कभी खुजली या पिंपल से परेशान होते हैं। लेकिन क्या आपने कभी सोचा है कि त्वचा आखिर होती क्या है?
त्वचा सिर्फ बाहरी सुंदरता का हिस्सा नहीं है। यह हमारे शरीर का सबसे बड़ा और सबसे जरूरी अंग है। यह हमें बाहर की दुनिया से बचाती है, तापमान को नियंत्रित करती है और कई बीमारियों के संकेत भी देती है।
त्वचा शरीर की सुरक्षा दीवार है
हमारा शरीर बाहर से कई चीजों के संपर्क में आता है –

- धूल और प्रदूषण
- धूप और गर्मी
- बैक्टीरिया और वायरस
- ठंड और हवा

इन सबसे बचाने का काम करती है हमारी त्वचा।
इसलिए इसे शरीर की प्राकृतिक ढाल (Shield) कहा जाता है।

- **त्वचा की परतें कैसे होती हैं?**

त्वचा देखने में तो एक जैसी लगती है, लेकिन असल में इसकी तीन मुख्य परतें होती हैं:

1. बाहरी परत – एपिडर्मिस
यह त्वचा की सबसे ऊपरी परत है। यही हिस्सा हमें बाहर से दिखाई देता है।
यही परत सनबर्न, टैनिंग और दाग-धब्बों में सबसे पहले प्रभावित होती है।

2. बीच की परत – डर्मिस
यह अंदर वाली मजबूत परत होती है।
इसमें होती हैं –

- बालों की जड़ें
- पसीने की ग्रंथियाँ
- तेल बनाने वाली ग्रंथियाँ
- रक्त नलिकाएँ

- यही परत त्वचा को मजबूती और लचीलापन देती है।

3. सबसे अंदर – सबक्यूटेनियस लेयर
- यह परत फैट (चर्बी) की होती है।
- यह शरीर को गर्म रखती है और चोट से बचाती है।

1. त्वचा का रंग कैसे बनता है?
- त्वचा का रंग तय करता है एक पदार्थ जिसे कहते हैं मेलेनिन।
- जिसमें मेलेनिन ज्यादा होता है, उसकी त्वचा गहरी होती है।
- और जिसमें कम होता है, उसकी त्वचा हल्की होती है।

यही वजह है कि धूप में ज्यादा देर रहने से त्वचा काली पड़ जाती है।

2. त्वचा हमें क्या संकेत देती है?

त्वचा कई बार शरीर के अंदर की स्थिति भी बताती है:
- अचानक पीलापन → खून की कमी
- ज्यादा खुजली → एलर्जी या लिवर समस्या
- सूखापन → थायरॉइड या डिहाइड्रेशन
- चेहरे पर पिंपल → हार्मोन असंतुलन

इसलिए त्वचा को नजरअंदाज करना ठीक नहीं।

3. त्वचा की देखभाल क्यों जरूरी है?
- त्वचा सिर्फ बाहर की चीज नहीं है, यह सेहत का आईना है।
- अगर हम सही नींद लें, अच्छा खाएं, पानी पिएं और तनाव कम रखें तो त्वचा भी स्वस्थ रहती है।
- क्रीम और फेसवॉश मदद कर सकते हैं, लेकिन असली सुंदरता अंदर से आती है।

निष्कर्ष: त्वचा हमारे शरीर का सबसे बड़ा सुरक्षा कवच है। यह हमें बचाती भी है और हमारी सेहत की कहानी भी बताती है। इसलिए त्वचा को केवल सजावट नहीं, बल्कि स्वास्थ्य का हिस्सा समझना चाहिए।

त्वचा की परतें और उनका काम – आसान शब्दों में

हमारी त्वचा देखने में तो एक साधारण परत जैसी लगती है, लेकिन सच यह है कि त्वचा बहुत ही जटिल और अद्भुत संरचना है। यह सिर्फ शरीर को ढकने का काम नहीं करती, बल्कि हमें सुरक्षा देती है, तापमान नियंत्रित करती है और कई जरूरी काम करती है।
त्वचा को समझने के लिए सबसे जरूरी है यह जानना कि त्वचा एक परत नहीं, बल्कि कई परतों का समूह है।
आइए इसे आसान भाषा में समझते हैं।
त्वचा की तीन मुख्य परतें
हमारी त्वचा में मुख्य रूप से तीन परतें होती हैं:

1. बाहरी परत – एपिडर्मिस (Epidermis)
यह त्वचा की सबसे ऊपर वाली परत होती है।
यही परत हमें बाहर से दिखाई देती है।
इसके मुख्य काम हैं:

- शरीर को धूल, कीटाणुओं और प्रदूषण से बचाना
- त्वचा का रंग बनाना
- नई त्वचा कोशिकाएँ बनाना
- यही परत रोज़ बदलती रहती है।
- पुरानी कोशिकाएँ गिरती हैं और नई कोशिकाएँ बनती हैं।

धूप से होने वाला सनबर्न, टैनिंग, दाग-धब्बे और झाइयाँ इसी परत में होती हैं।

एपिडर्मिस में मेलेनिन

- इसी परत में एक पदार्थ होता है जिसे कहते हैं मेलेनिन, जो त्वचा का रंग तय करता है।
- जिनमें मेलेनिन ज्यादा होता है, उनकी त्वचा गहरी होती है।
- और जिनमें कम होता है, उनकी त्वचा हल्की होती है।
- धूप में रहने से मेलेनिन बढ़ जाता है, इसलिए त्वचा काली पड़ जाती है।

2. बीच की परत – डर्मिस (Dermis)
यह त्वचा की दूसरी और सबसे महत्वपूर्ण परत होती है।
यह एपिडर्मिस के नीचे होती है और त्वचा को मजबूती देती है।

इस परत में मौजूद होते हैं:

- बालों की जड़ें
- पसीने की ग्रंथियाँ
- तेल बनाने वाली ग्रंथियाँ
- रक्त नलिकाएँ
- नसें (Nerves)

डर्मिस ही वह परत है जो त्वचा को दर्द, गर्मी और ठंड का एहसास कराती है।
अगर त्वचा में कट लग जाए और खून निकले, तो समझिए चोट डर्मिस तक पहुंची है।

3. अंदरूनी परत – सबक्यूटेनियस लेयर (Subcutaneous Layer)
यह त्वचा की सबसे अंदर वाली परत होती है।
इसमें फैट (चर्बी) और टिशू होते हैं।
इसके काम हैं:

- शरीर को गर्म रखना
- चोट से बचाना
- शरीर को ऊर्जा का भंडार देना

यही वजह है कि ठंड में शरीर को फैट कुछ हद तक सुरक्षा देता है।
त्वचा की परतों का संतुलन जरूरी है
अगर इनमें से कोई परत असंतुलित हो जाए तो त्वचा समस्याएँ शुरू हो जाती हैं:

- एपिडर्मिस खराब → दाग, एलर्जी, सफेद दाग
- डर्मिस प्रभावित → फोड़े, संक्रमण, एक्ज़िमा
- सबक्यूटेनियस लेयर में बदलाव → मोटापा या त्वचा ढीलापन

निष्कर्ष: त्वचा सिर्फ एक बाहरी परत नहीं, बल्कि तीन मजबूत सुरक्षा परतों का संयोजन है।
हर परत का अपना विशेष काम है।
जब हम त्वचा की संरचना को समझते हैं, तभी हम त्वचा रोगों को सही तरीके से समझ और ठीक कर सकते हैं।

त्वचा का रंग कैसे बनता है? – मेलेनिन और धूप का असर

हम अक्सर कहते हैं –
"मेरी त्वचा पहले साफ थी, अब काली क्यों हो गई?"
"चेहरे पर धब्बे क्यों पड़ गए?"
"कुछ लोगों का रंग जन्म से गोरा और कुछ का सांवला क्यों होता है?"
इन सब सवालों का जवाब छिपा है एक छोटे से पदार्थ में, जिसे कहते हैं मेलेनिन।
त्वचा का रंग कोई बीमारी नहीं, बल्कि शरीर की एक प्राकृतिक व्यवस्था है।
आइए इसे आसान भाषा में समझते हैं।

1. त्वचा का रंग कौन तय करता है?

हमारी त्वचा में एक विशेष रंगद्रव्य (Pigment) होता है जिसे कहा जाता है:

- मेलेनिन (Melanin)
- मेलेनिन त्वचा को उसका रंग देता है।
- यही पदार्थ बालों और आंखों के रंग में भी भूमिका निभाता है।

जिस व्यक्ति में मेलेनिन ज्यादा होता है –

- उसकी त्वचा गहरी होती है।
- जिसमें मेलेनिन कम होता है –
- उसकी त्वचा हल्की होती है।
- इसका मतलब यह नहीं कि कोई रंग अच्छा या बुरा है।
- हर रंग शरीर की सुरक्षा का हिस्सा है।

2. मेलेनिन कहाँ बनता है?

मेलेनिन बनता है त्वचा की ऊपरी परत एपिडर्मिस में मौजूद खास कोशिकाओं में।
इन कोशिकाओं को कहते हैं:
मेलानोसाइट्स (Melanocytes)
ये कोशिकाएँ जरूरत के अनुसार मेलेनिन बनाती हैं।

3. धूप का त्वचा पर क्या असर होता है?

जब हम धूप में जाते हैं, सूरज की किरणों में मौजूद UV Rays त्वचा पर असर डालती हैं।
त्वचा खुद को बचाने के लिए ज्यादा मेलेनिन बनाने लगती है।

इसलिए धूप में रहने से:

- त्वचा टैन हो जाती है
- चेहरा काला पड़ने लगता है
- झाइयाँ और दाग बढ़ सकते हैं

यह शरीर की सुरक्षा प्रतिक्रिया है।

धूप से त्वचा कहती है:
"मैं खुद को बचाने के लिए रंग गहरा कर रही हूँ।"
ज्यादा धूप नुकसान भी कर सकती है

अगर बहुत ज्यादा और लंबे समय तक धूप में रहें तो:

- त्वचा पर झुर्रियाँ जल्दी आती हैं
- मेलास्मा (काले धब्बे) हो सकते हैं
- स्किन कैंसर का जोखिम बढ़ सकता है

इसलिए सनस्क्रीन और धूप से बचाव जरूरी है।

4. कुछ लोगों में धब्बे क्यों पड़ जाते हैं?

कई बार मेलेनिन असमान रूप से बनने लगता है।

इसके कारण:

- हार्मोन बदलाव (प्रेगनेंसी, PCOS)
- ज्यादा धूप
- गलत क्रीम या स्टेरॉयड

त्वचा की सूजन के बाद

इससे चेहरे पर:

- काले धब्बे
- मेलास्मा
- टैनिंग
- पिंपल के निशान

हो जाते हैं।

5. सफेद दाग कैसे बनते हैं?

जब मेलेनिन बनना कम या बंद हो जाए तो त्वचा पर सफेद दाग दिखते हैं।
इसे कहते हैं:
विटिलिगो (Vitiligo)
यह छूत की बीमारी नहीं होती, बल्कि एक अंदरूनी प्रक्रिया होती है।

निष्कर्ष: त्वचा का रंग मेलेनिन नामक प्राकृतिक पदार्थ से बनता है।
धूप, हार्मोन, उम्र और आनुवंशिकता इसका असर तय करते हैं।
त्वचा को गोरा करने की दौड़ में गलत क्रीमों से बचना चाहिए, क्योंकि असली सुंदरता स्वस्थ त्वचा में होती है।

त्वचा क्या बताती है आपकी सेहत के बारे में?

हम अक्सर त्वचा को केवल सुंदरता से जोड़कर देखते हैं —
चेहरा साफ है या नहीं, दाग हैं या नहीं, रंग कैसा है।
लेकिन सच यह है कि त्वचा सिर्फ बाहरी सजावट नहीं, बल्कि शरीर की सेहत का आईना है।
कई बार शरीर के अंदर कोई समस्या चल रही होती है और उसका पहला संकेत हमें त्वचा पर दिखने लगता है।
आइए सरल भाषा में समझते हैं कि त्वचा हमें क्या-क्या संकेत देती है।
त्वचा हमारे शरीर का अलार्म सिस्टम है
त्वचा शरीर का सबसे बड़ा अंग है।
जब शरीर अंदर से कमजोर होता है तो उसका असर सबसे पहले त्वचा पर नजर आता है।
जैसे घर की दीवारों में सीलन अंदर की समस्या बताती है, वैसे ही त्वचा की परेशानी अंदर की स्थिति का संकेत हो सकती है।

1. त्वचा का पीलापन – खून की कमी
अगर चेहरे पर चमक कम हो जाए और त्वचा पीली दिखने लगे तो यह संकेत हो सकता है:

- आयरन की कमी
- एनीमिया (खून की कमी)
- ऐसे लोगों को जल्दी थकान भी होती है और बाल भी झड़ने लगते हैं।

2. बहुत ज्यादा खुजली – एलर्जी या अंदरूनी समस्या
लगातार खुजली के कारण हो सकते हैं:

- स्किन एलर्जी
- फंगल इंफेक्शन
- डायबिटीज
- लिवर की समस्या

कई बार खुजली केवल त्वचा का नहीं, पूरे शरीर का संकेत होती है।

3. त्वचा का बहुत सूखा होना – थायरॉइड या डिहाइड्रेशन
अगर त्वचा बहुत रूखी और खिंची हुई लगे तो कारण हो सकता है:

- पानी की कमी
- थायरॉइड कम होना
- विटामिन की कमी

सिर्फ मॉइस्चराइज़र नहीं, अंदर से सुधार जरूरी है।

4. चेहरे पर अचानक पिंपल – हार्मोन असंतुलन

अगर वयस्क उम्र में भी बार-बार मुंहासे हों तो यह संकेत हो सकता है:

- हार्मोन बदलाव
- PCOS
- तनाव
- गलत खानपान
- त्वचा बता देती है कि शरीर का संतुलन बिगड़ रहा है।

5. गर्दन या बगल का काला पड़ना – इंसुलिन रेजिस्टेंस

कुछ लोगों की गर्दन या बगल का हिस्सा काला और मोटा हो जाता है। यह संकेत हो सकता है:

- मोटापा
- डायबिटीज की शुरुआत
- इंसुलिन असंतुलन
- इसे केवल गंदगी समझकर नजरअंदाज नहीं करना चाहिए।

6. होंठों का नीला पड़ना – ऑक्सीजन की कमी

- अगर होंठ या नाखून नीले पड़ने लगें, तो यह हृदय या फेफड़ों की समस्या का संकेत हो सकता है।
- यह स्थिति गंभीर हो सकती है।

7. त्वचा पर सफेद दाग – विटिलिगो या ऑटोइम्यून कारण

सफेद दाग कई बार:

- मेलेनिन की कमी

इम्यून सिस्टम की गड़बड़ी

- का संकेत होते हैं।
- यह छूत की बीमारी नहीं है।

8. घाव का देर से भरना – डायबिटीज का संकेत

अगर छोटे घाव भी देर से भरें तो यह डायबिटीज का लक्षण हो सकता है।

निष्कर्ष
त्वचा केवल सुंदरता नहीं, बल्कि सेहत का संदेशवाहक है।
अगर त्वचा में लगातार बदलाव हो रहे हैं — खुजली, दाग, सूखापन, पिंपल या रंग बदलना — तो इसे नजरअंदाज न करें।
सही समय पर जांच और इलाज बहुत जरूरी है।

कितनी त्वचा समस्या सामान्य है? – डर और जरूरत के बीच फर्क

हम सभी की त्वचा कभी न कभी बदलती रहती है।
कभी हल्का पिंपल निकल आता है, कभी खुजली हो जाती है, कभी मौसम बदलते ही त्वचा सूख जाती है।
लेकिन आजकल लोगों में त्वचा को लेकर चिंता बहुत बढ़ गई है।
छोटी सी परेशानी पर भी लोग डर जाते हैं और गूगल पर खोजकर और ज्यादा परेशान हो जाते हैं।
इसलिए जरूरी है यह समझना कि:
कौन सी त्वचा समस्या सामान्य है
और
कब डॉक्टर को दिखाना चाहिए
आइए इसे आसान भाषा में समझते हैं।
कुछ त्वचा समस्याएँ सामान्य होती हैं
हर छोटी चीज बीमारी नहीं होती।

1. कभी-कभार पिंपल होना
किशोरावस्था या हार्मोन बदलाव में कभी-कभी एक्ने होना सामान्य है।
अगर ये हल्के हों और अपने आप ठीक हो जाएं, तो चिंता की बात नहीं।

2. मौसम में त्वचा का सूखना
सर्दियों में त्वचा रूखी होना आम बात है।
मॉइस्चराइज़र, पर्याप्त पानी और सही खानपान से यह ठीक हो जाता है।
3. हल्की खुजली या एलर्जी
कभी नई साबुन, कपड़े या धूल की वजह से हल्की खुजली हो सकती है।
अगर 2–3 दिन में ठीक हो जाए तो यह सामान्य है।

4. धूप में टैनिंग
धूप में रहने से त्वचा थोड़ी काली हो जाती है, यह शरीर की प्राकृतिक प्रतिक्रिया है।
सनस्क्रीन और धूप से बचाव जरूरी है।

5. छोटे मस्से या दाने
कुछ छोटे स्किन टैग या हल्के मस्से उम्र के साथ हो सकते हैं।
लेकिन अगर तेजी से बढ़ें तो दिखाना चाहिए।
कब डॉक्टर को दिखाना जरूरी है?
अब बात आती है उन संकेतों की, जिनमें डॉक्टर से सलाह लेना जरूरी है।

1. लगातार खुजली और आराम न मिले
अगर खुजली:
- कई हफ्तों तक रहे
- रात में ज्यादा हो
- बार-बार लौटे

तो यह खाज, एलर्जी या अंदरूनी बीमारी हो सकती है।

2. दाद या फंगल इंफेक्शन फैलता जाए
अगर त्वचा पर गोल लाल चकत्ते फैल रहे हों, तो यह संक्रमण हो सकता है।
घरेलू उपाय से यह अक्सर ठीक नहीं होता।

3. बार-बार फोड़े-फुंसी होना
अगर शरीर में बार-बार पस वाले दाने निकलें, तो यह:
- डायबिटीज
- इम्यून कमजोरी

का संकेत हो सकता है।

4. सफेद दाग बढ़ना
अगर त्वचा पर सफेद दाग:
- धीरे-धीरे बढ़ रहे हों
- नए स्थान पर आ रहे हों

तो डॉक्टर से जांच जरूरी है।

5. त्वचा पर अचानक बहुत ज्यादा लाल चकत्ते
अगर पूरे शरीर पर तेजी से चकत्ते निकलें या सूजन हो, तो यह एलर्जी का गंभीर रूप हो सकता है।

6. तिल का रंग या आकार बदलना
अगर कोई तिल:

- बड़ा हो जाए
- रंग बदलने लगे
- खून निकलने लगे

तो तुरंत डॉक्टर को दिखाना चाहिए।

7. घाव का देर से भरना

अगर चोट जल्दी ठीक न हो, तो यह डायबिटीज या रक्त प्रवाह की समस्या हो सकती है।

याद रखिए – त्वचा डरने की नहीं, समझने की चीज है

त्वचा की अधिकांश समस्याएँ समय पर इलाज से आसानी से ठीक हो जाती हैं।

सबसे जरूरी है:

सही जानकारी

सही समय पर डॉक्टर की सलाह

खुद से गलत क्रीम या स्टेरॉयड का प्रयोग न करना

निष्कर्ष: कुछ त्वचा बदलाव सामान्य होते हैं, लेकिन लगातार समस्या, फैलता संक्रमण, सफेद दाग, गंभीर खुजली या तिल में बदलाव को नजरअंदाज नहीं करना चाहिए।

समय पर इलाज त्वचा को स्वस्थ और सुंदर बनाए रखता है।

भाग 2

आम त्वचा रोग और संक्रमण

फंगल इंफेक्शन (दाद): सबसे आम त्वचा समस्या

आज के समय में त्वचा की सबसे आम बीमारी है फंगल इंफेक्शन, जिसे लोग आम भाषा में दाद कहते हैं।
लगभग हर घर में किसी न किसी को कभी न कभी यह समस्या हो जाती है। यह बीमारी देखने में छोटी लगती है, लेकिन अगर समय पर इलाज न हो तो यह फैलती चली जाती है और महीनों तक परेशान कर सकती है।
आइए इसे सरल भाषा में समझते हैं।

फंगल इंफेक्शन होता क्या है?
फंगल इंफेक्शन त्वचा पर होने वाला एक संक्रमण है, जो एक प्रकार के फंगस (कवक) के कारण होता है।

फंगस ऐसे जीव होते हैं जो:
- गर्मी
- नमी
- पसीना

में तेजी से बढ़ते हैं।
इसीलिए दाद ज्यादातर गर्मियों और बरसात में बढ़ जाता है।

दाद कैसे दिखता है?
फंगल इंफेक्शन के लक्षण आमतौर पर ऐसे होते हैं:
- गोल-गोल लाल चकत्ते
- किनारे उभरे हुए
- बीच का हिस्सा थोड़ा साफ
- बहुत ज्यादा खुजली
- धीरे-धीरे फैलता जाना
- कुछ लोगों में त्वचा छिलने लगती है और जलन भी होती है।

यह शरीर के किन हिस्सों में होता है?

फंगल इंफेक्शन अक्सर वहाँ होता है जहाँ:
- पसीना ज्यादा आता है
- त्वचा आपस में रगड़ खाती है

जैसे:
- जांघों के बीच
- बगल में
- पेट के नीचे
- गर्दन
- पैरों की उंगलियों के बीच
- कमर और शरीर की सिलवटों में

दाद फैलता कैसे है?
यह बीमारी छूत की होती है, यानी एक व्यक्ति से दूसरे में फैल सकती है।

इसके फैलने के मुख्य कारण:
- संक्रमित व्यक्ति के कपड़े पहनना
- तौलिया साझा करना
- जिम या स्विमिंग पूल की नमी
- ज्यादा पसीना और साफ-सफाई की कमी
- एक ही जगह खुजलाते रहना
- गलत क्रीम लगाना
- सबसे बड़ी गलती – स्टेरॉयड क्रीम लगाना

आजकल बहुत लोग मेडिकल स्टोर से खुद ही क्रीम ले लेते हैं, जिनमें स्टेरॉयड मिला होता है।
इससे शुरू में खुजली कम लगती है, लेकिन अंदर से फंगस और ज्यादा बढ़ जाता है।

फिर दाद:
- फैल जाता है
- बार-बार लौटता है
- इलाज मुश्किल हो जाता है

इसलिए बिना डॉक्टर सलाह के कोई क्रीम नहीं लगानी चाहिए।
इलाज कैसे होता है?
फंगल इंफेक्शन का इलाज सही तरीके से किया जाए तो पूरी तरह ठीक हो सकता है।
इलाज में शामिल है:

- एंटीफंगल क्रीम
- गंभीर मामलों में दवा (टैबलेट)
- कपड़ों की सफाई
- शरीर को सूखा रखना
- इलाज अधूरा छोड़ने से बीमारी फिर लौट आती है।

बचाव कैसे करें?
कुछ सरल आदतें दाद से बचा सकती हैं:
- रोज स्नान करें और शरीर सूखा रखें
- तंग कपड़ों से बचें
- पसीने के बाद कपड़े बदलें
- तौलिया और कपड़े साझा न करें
- खुजलाने से बचें
- खुद से क्रीम न लगाएं

निष्कर्ष: फंगल इंफेक्शन यानी दाद एक आम लेकिन फैलने वाली त्वचा बीमारी है।
साफ-सफाई, सही इलाज और डॉक्टर की सलाह से यह पूरी तरह ठीक हो सकता है।
सबसे जरूरी बात: गलत क्रीम और अधूरा इलाज इसे गंभीर बना देता है।

खुजली वाला चर्म रोग: कारण और इलाज

त्वचा की सबसे परेशान करने वाली समस्याओं में से एक है लगातार खुजली।
खुजली छोटी लगती है, लेकिन जब यह बार-बार हो या रात में बढ़ जाए, तो इंसान का चैन और नींद दोनों खराब हो जाते हैं।
बहुत से लोग सोचते हैं कि खुजली सिर्फ गंदगी या एलर्जी से होती है, लेकिन सच यह है कि खुजली के पीछे कई कारण हो सकते हैं।
आइए इसे सरल भाषा में समझते हैं।

खुजली होती क्यों है?
खुजली शरीर का एक संकेत है कि त्वचा में कुछ गड़बड़ हो रही है।
यह हो सकता है:

- संक्रमण
- एलर्जी
- सूखापन
- अंदरूनी बीमारी
- खुजली केवल त्वचा की नहीं, कभी-कभी शरीर की अंदर की समस्या का भी संकेत हो सकती है।

खुजली के सामान्य कारण

1. त्वचा का सूखापन

- सर्दियों में या ज्यादा साबुन इस्तेमाल करने से त्वचा सूख जाती है।
- सूखी त्वचा में खिंचाव और खुजली होना बहुत सामान्य है।

2. एलर्जी (Allergy)
कुछ लोगों को एलर्जी हो जाती है:

- साबुन या डिटर्जेंट से
- परफ्यूम या क्रीम से
- धूल या पोलन से
- खाने की किसी चीज से
- इसमें त्वचा पर लाल चकत्ते भी हो सकते हैं।

3. फंगल इंफेक्शन

- दाद या फंगल संक्रमण में खुजली बहुत ज्यादा होती है, खासकर शरीर की सिलवटों में।

जैसे:

- जांघों के बीच
- बगल
- कमर

4. खाज (Scabies)

- अगर खुजली रात में ज्यादा हो और घर के अन्य लोगों को भी होने लगे, तो यह खाज हो सकती है।
- यह एक छूत की बीमारी है जो छोटे कीड़ों से होती है।

5. कीड़े के काटने या मच्छर

- कई बार मच्छर या अन्य कीड़े काटते हैं जिससे खुजली और सूजन हो जाती है।

6. एक्ज़िमा या त्वचा की सूजन

- कुछ लोगों में त्वचा पर सूजन, लालिमा और खुजली होती है। इसे एक्ज़िमा कहते हैं।

7. अंदरूनी कारण

कभी-कभी लगातार खुजली का कारण त्वचा नहीं बल्कि शरीर के अंदर होता है, जैसे:

- डायबिटीज
- लिवर की बीमारी
- किडनी की कमजोरी
- थायरॉइड की समस्या
- खून की कमी

इसलिए लंबे समय की खुजली को हल्के में नहीं लेना चाहिए।

खुजली में लोग क्या गलतियाँ करते हैं?

सबसे बड़ी गलती है:

- बार-बार खुजलाना
- इससे त्वचा पर घाव बन जाते हैं और इंफेक्शन बढ़ सकता है।

- बिना सलाह के क्रीम लगाना
- कुछ क्रीमों में स्टेरॉयड होते हैं जो बीमारी को दबाते हैं लेकिन अंदर से बढ़ाते हैं।

इलाज कैसे होता है?
खुजली का इलाज कारण पर निर्भर करता है:
- सूखापन में मॉइस्चराइज़र
- एलर्जी में एंटीएलर्जिक दवा
- फंगल में एंटीफंगल क्रीम
- खाज में विशेष दवा
- अंदरूनी बीमारी में जांच और इलाज

सही इलाज के लिए डॉक्टर की सलाह जरूरी है।
बचाव के आसान उपाय
- त्वचा को साफ और सूखा रखें
- ज्यादा साबुन और गर्म पानी से बचें
- खुजली होने पर खरोंच न करें
- तौलिया और कपड़े साझा न करें
- समय पर डॉक्टर को दिखाएं

निष्कर्ष: खुजली केवल एक छोटी समस्या नहीं, बल्कि शरीर का संकेत हो सकती है। अगर खुजली लगातार हो, फैल रही हो या रात में बढ़ती हो, तो सही जांच और इलाज जरूरी है।

बैक्टीरियल इंफेक्शन: फोड़े-फुंसी क्यों होते हैं?

हम में से कई लोगों को कभी न कभी त्वचा पर फोड़ा, फुंसी, या पस वाला दाना निकल आता है।
कुछ लोग इसे मामूली समझकर छोड़ देते हैं, तो कुछ लोग इसे बार-बार दबाने लगते हैं।
लेकिन सच यह है कि फोड़े-फुंसी अक्सर त्वचा के अंदर होने वाले बैक्टीरियल इंफेक्शन का संकेत होते हैं।
आइए इसे आसान भाषा में समझते हैं।

बैक्टीरियल इंफेक्शन क्या होता है?
हमारी त्वचा पर कई प्रकार के कीटाणु रहते हैं।
कुछ नुकसान नहीं करते, लेकिन जब त्वचा की सुरक्षा कमजोर हो जाती है, तो कुछ बैक्टीरिया अंदर घुसकर संक्रमण पैदा कर देते हैं।
इससे त्वचा पर:
लाल सूजन
दर्द
पस
फोड़ा
हो जाता है।

फोड़ा और फुंसी में क्या फर्क है?
फुंसी (Pimple)
छोटा दाना होता है
कभी दर्द होता है
अक्सर चेहरे पर होता है
फोड़ा (Boil)
बड़ा और गहरा संक्रमण
बहुत दर्द होता है
अंदर पस भर जाती है
त्वचा गर्म और लाल हो जाती है
फोड़ा ज्यादा गंभीर माना जाता है।
फोड़े-फुंसी होने के कारण

1. त्वचा में कट या चोट
अगर त्वचा पर छोटा सा घाव हो जाए, तो बैक्टीरिया अंदर जाकर इंफेक्शन कर सकते हैं।

2. गंदगी और पसीना
जो लोग ज्यादा पसीना करते हैं और सफाई ठीक नहीं रखते, उनमें फोड़े जल्दी बनते हैं।

3. शेविंग या वैक्सिंग
बाल हटाने के दौरान त्वचा में छोटे छेद बन जाते हैं, जिससे बैक्टीरिया प्रवेश कर सकते हैं।

4. बार-बार खुजलाना
खुजली में लगातार नाखून लगाने से त्वचा टूट जाती है और इंफेक्शन बढ़ जाता है।

5. डायबिटीज
डायबिटीज वाले लोगों में फोड़े बार-बार हो सकते हैं क्योंकि उनकी रोग प्रतिरोधक क्षमता कमजोर होती है।

6. कमजोर इम्यून सिस्टम
जो लोग बहुत बीमार रहते हैं या जिनकी शरीर की ताकत कम होती है, उनमें संक्रमण जल्दी होता है।

फोड़े की पहचान कैसे करें?
फोड़ा आमतौर पर ऐसा दिखता है:
लाल और सूजा हुआ
छूने पर दर्द
धीरे-धीरे बड़ा होना
बीच में पस भरना
कभी बुखार भी होना
अगर फोड़े के साथ बुखार हो, तो यह गंभीर संकेत है।

लोग क्या गलत करते हैं?
सबसे बड़ी गलती है:
फोड़े को दबाना या फोड़ना
इससे संक्रमण अंदर फैल सकता है।
खुद से एंटीबायोटिक लेना
गलत दवा से समस्या बढ़ सकती है।

इलाज कैसे होता है?
फोड़े का इलाज उसकी गंभीरता पर निर्भर करता है:
हल्के मामलों में एंटीबायोटिक क्रीम
गंभीर मामलों में टैबलेट
कभी-कभी पस निकालने की प्रक्रिया
डायबिटीज जांच
डॉक्टर की सलाह जरूरी होती है।
बचाव के उपाय

- त्वचा साफ रखें
- पसीना होने पर कपड़े बदलें
- फोड़े को न दबाएं
- डायबिटीज नियंत्रित रखें
- बार-बार फोड़े हों तो डॉक्टर से जांच कराएं

निष्कर्ष: फोड़े-फुंसी बैक्टीरियल इंफेक्शन का संकेत हैं।
समय पर इलाज से ये ठीक हो जाते हैं, लेकिन लापरवाही से संक्रमण फैल सकता है।

वायरल इंफेक्शन: मस्से, चेचक और त्वचा के वायरस रोग

त्वचा पर होने वाले रोग सिर्फ फंगल या बैक्टीरिया से नहीं होते, बल्कि कई बार कारण होता है वायरस।
वायरल इंफेक्शन त्वचा पर अलग-अलग रूप में दिखाई दे सकता है, जैसे:

- मस्से
- पानी वाले दाने
- चेचक जैसे फफोले
- होठों पर छाले

आइए इसे सरल भाषा में समझते हैं।

वायरल इंफेक्शन क्या होता है?
वायरस बहुत छोटे कीटाणु होते हैं जो शरीर के अंदर जाकर तेजी से बढ़ते हैं।
जब वायरस त्वचा को प्रभावित करता है, तो उसे कहते हैं:

- वायरल स्किन इंफेक्शन
- यह कई बार छूत की बीमारी भी होती है, यानी एक व्यक्ति से दूसरे में फैल सकती है।

वायरल इंफेक्शन के आम प्रकार

1. मस्से (Warts)
मस्से त्वचा पर उभरे हुए छोटे दाने होते हैं।
ये अक्सर होते हैं:

- हाथों पर
- पैरों पर
- चेहरे पर
- गर्दन पर

यह HPV नामक वायरस से होते हैं।
मस्से दर्द नहीं करते लेकिन फैल सकते हैं।

2. चिकनपॉक्स (चेचक)
चिकनपॉक्स में शरीर पर:

- पानी वाले छोटे फफोले
- तेज खुजली
- बुखार

होता है।
यह बच्चों में ज्यादा होता है लेकिन बड़े लोगों में गंभीर हो सकता है।

3. हर्पीस (Herpes)
हर्पीस वायरस से:

- होठों पर छाले
- जलन
- बार-बार होने वाले दाने
- हो सकते हैं।

इसे आम भाषा में "कोल्ड सोर" भी कहते हैं।

4. शिंगल्स (नागिन दाद)
यह एक प्रकार का वायरल इंफेक्शन है जिसमें शरीर के एक तरफ:

- जलन
- दर्द
- फफोले

होते हैं।
यह अक्सर बुजुर्गों या कमजोर इम्यून सिस्टम वालों में होता है।

5. मोलस्कम (Molluscum)
यह छोटे चमकदार दाने होते हैं जो बच्चों में ज्यादा दिखते हैं।
यह भी वायरस से फैलता है।

वायरल रोग फैलते कैसे हैं?
वायरल त्वचा रोग फैल सकते हैं:

- सीधे संपर्क से
- तौलिया या कपड़े साझा करने से
- संक्रमित त्वचा को छूने से
- कमजोर इम्युनिटी से

लोग क्या गलतियाँ करते हैं?

- मस्से को काटना या फोड़ना
- इससे वायरस फैल जाता है।
- बिना सलाह के दवा लगाना
- कुछ गलत क्रीम रोग बढ़ा सकती हैं।
- दूसरों को संक्रमण लगने का खतरा बढ़ाना

इलाज कैसे होता है?

वायरल इंफेक्शन में इलाज रोग के प्रकार पर निर्भर करता है:

- मस्सों के लिए विशेष दवा या प्रक्रिया
- चेचक में आराम और एंटीवायरल
- हर्पीस में एंटीवायरल टैबलेट
- शिंगल्स में जल्दी इलाज जरूरी

कुछ वायरल रोग खुद ठीक हो जाते हैं लेकिन डॉक्टर की सलाह जरूरी होती है।

बचाव के उपाय

- संक्रमित व्यक्ति के कपड़े साझा न करें
- मस्सों को न छेड़ें
- इम्युनिटी मजबूत रखें
- बच्चों में वैक्सीनेशन जरूरी है
- गंभीर लक्षण हों तो तुरंत डॉक्टर को दिखाएं

निष्कर्ष: त्वचा पर होने वाले वायरल इंफेक्शन जैसे मस्से, चेचक और हर्पीस आम हैं और कई बार छूत की बीमारी भी हैं।
समय पर पहचान और सही इलाज से ये पूरी तरह नियंत्रित हो सकते हैं।

स्किन एलर्जी: अचानक लाल चकत्ते क्यों होते हैं?

कई बार अचानक त्वचा पर लाल चकत्ते निकल आते हैं।
खुजली होती है, जलन होती है, और व्यक्ति घबरा जाता है कि यह क्या हो गया।
कुछ लोग सोचते हैं कि यह इंफेक्शन है, लेकिन कई बार यह होता है स्किन एलर्जी।
एलर्जी त्वचा की एक बहुत आम समस्या है और सही जानकारी से इसे आसानी से समझा और संभाला जा सकता है।

स्किन एलर्जी क्या होती है?
एलर्जी का मतलब होता है कि शरीर का इम्यून सिस्टम किसी सामान्य चीज़ को "खतरा" समझ बैठता है।
जब शरीर किसी चीज़ से प्रतिक्रिया करता है, तो त्वचा पर दिख सकता है:

- लालपन
- सूजन
- खुजली
- चकत्ते
- जलन

इसे ही कहते हैं स्किन एलर्जी।

एलर्जी अचानक क्यों हो जाती है?
एलर्जी कभी भी हो सकती है, क्योंकि शरीर की संवेदनशीलता समय के साथ बदल सकती है।
जो चीज़ पहले ठीक लगती थी, वही बाद में परेशानी कर सकती है।
स्किन एलर्जी के सामान्य कारण

1. साबुन और डिटर्जेंट

- तेज केमिकल वाले साबुन या कपड़े धोने के डिटर्जेंट से त्वचा में एलर्जी हो सकती है।

2. कॉस्मेटिक प्रोडक्ट्स

- क्रीम, मेकअप, हेयर डाई, परफ्यूम आदि में मौजूद केमिकल एलर्जी कर सकते हैं।

3. खाने की चीजें

कुछ लोगों को एलर्जी हो सकती है:

- दूध
- अंडा
- मूंगफली
- समुद्री भोजन

इसमें त्वचा पर चकत्ते निकल सकते हैं।

4. दवाएँ

- कुछ दवाएँ भी एलर्जी कर सकती हैं, जैसे:
- एंटीबायोटिक
- दर्द की दवाएँ

5. धूल और प्रदूषण

- धूल, धुआँ, पोलन आदि से भी स्किन रिएक्शन हो सकता है।

6. कीड़े का काटना

मच्छर या अन्य कीड़ों के काटने से लाल सूजन और खुजली हो सकती है।
एलर्जी के प्रकार

1. कॉन्टैक्ट डर्मेटाइटिस

- जब कोई चीज त्वचा के संपर्क में आकर एलर्जी करे।

जैसे – निकेल वाली ज्वेलरी, साबुन, क्रीम।

2. पित्ती (Urticaria)

- इसमें अचानक शरीर पर उभरे हुए लाल चकत्ते आते हैं जो बहुत खुजली करते हैं।

3. एक्ज़िमा

लंबे समय तक चलने वाली एलर्जी जिसमें त्वचा सूखी, मोटी और खुजली वाली हो जाती है।

कब चिंता करनी चाहिए?
अगर एलर्जी के साथ:

- सांस लेने में तकलीफ
- चेहरे पर सूजन
- पूरे शरीर पर तेजी से चकत्ते

बुखार
हो, तो तुरंत डॉक्टर को दिखाना चाहिए।

लोग क्या गलतियाँ करते हैं?

- बार-बार खुजलाना

इससे त्वचा टूट जाती है और इंफेक्शन हो सकता है।

- खुद से स्टेरॉयड क्रीम लगाना
- इससे समस्या दबती है, ठीक नहीं होती।

इलाज कैसे होता है?
एलर्जी का इलाज कारण पर निर्भर करता है:

- एंटीएलर्जिक दवाएँ
- त्वचा को शांत करने वाली क्रीम

कारण से बचाव

- कभी-कभी एलर्जी टेस्ट

बचाव के उपाय

- नया प्रोडक्ट लगाने से पहले पैच टेस्ट करें
- तेज केमिकल वाले साबुन से बचें
- खुजलाएं नहीं
- डॉक्टर की सलाह से इलाज लें

निष्कर्ष: स्किन एलर्जी एक आम समस्या है जो कई कारणों से हो सकती है।
सही पहचान, सही इलाज और सावधानी से इसे आसानी से नियंत्रित किया जा सकता है।

लेख 11

स्केबीज़ (खाज): रात में खुजली का मुख्य कारण

बहुत से लोग शिकायत करते हैं कि:
दिन में खुजली कम होती है
लेकिन रात में खुजली बहुत बढ़ जाती है
घर के दूसरे लोगों को भी धीरे-धीरे वही समस्या होने लगती है
ऐसी स्थिति में अक्सर कारण होता है स्केबीज़, जिसे आम भाषा में कहा जाता है:
खाज
यह एक बहुत आम और छूत की त्वचा बीमारी है।
आइए इसे सरल भाषा में समझते हैं।

1. स्केबीज़ (खाज) क्या है?

- स्केबीज़ त्वचा की बीमारी है जो एक बहुत छोटे कीड़े से होती है।
- यह कीड़ा इतना छोटा होता है कि आंखों से दिखाई नहीं देता।
- यह त्वचा के अंदर घुसकर सुरंग बनाता है और वहीं अंडे देता है।
- इसी कारण से खुजली बहुत तेज होती है।

2. खाज कैसे फैलती है?

खाज एक छूत की बीमारी है, यानी यह एक व्यक्ति से दूसरे में फैल सकती है।
यह फैलती है:

- त्वचा के सीधे संपर्क से
- साथ सोने से
- संक्रमित कपड़े पहनने से
- तौलिया साझा करने से
- परिवार में एक व्यक्ति को होने पर बाकी को भी होना

इसीलिए इसे "घर में फैलने वाली खुजली" भी कहा जाता है।

3. खाज के लक्षण क्या होते हैं?

स्केबीज़ में खुजली के कुछ खास लक्षण होते हैं:
1) रात में खुजली ज्यादा होना
- खाज की सबसे पहचान यही है कि खुजली रात में बहुत बढ़ जाती है।

2) 2. छोटे-छोटे दाने
- त्वचा पर छोटे लाल दाने या फुंसी जैसे निशान हो जाते हैं।

3) त्वचा पर सुरंग जैसी लाइनें
- कुछ जगहों पर पतली सी लाइन दिख सकती है, जहां कीड़ा अंदर चलता है।

4) पूरे घर में फैलना
- अगर परिवार में एक को हुआ तो दूसरे को भी खुजली होने लगती है।

यह शरीर के किन हिस्सों में ज्यादा होता है?
खाज आमतौर पर होती है:
- उंगलियों के बीच
- कलाई पर
- बगल में
- पेट और कमर पर
- जांघों के अंदर

बच्चों में पूरे शरीर पर

लोग क्या गलतियाँ करते हैं?
सबसे बड़ी गलतियाँ:
- सिर्फ खुजली की क्रीम लगाते रहना
- इससे थोड़ी राहत मिलती है लेकिन बीमारी खत्म नहीं होती।
- केवल एक व्यक्ति का इलाज करना
- अगर घर के बाकी लोग इलाज न करें तो बीमारी फिर लौट आती है।
- कपड़ों और बिस्तर की सफाई न करना
- कीड़े कपड़ों में भी रह सकते हैं।

इलाज कैसे होता है?
- खाज का इलाज पूरी तरह संभव है।

इलाज में शामिल है:
- विशेष एंटी-स्केबीज़ क्रीम (पूरे शरीर पर लगाई जाती है)
- कभी-कभी टैबलेट
- परिवार के सभी सदस्यों का इलाज
- कपड़े, चादर, तौलिया गर्म पानी में धोना
- डॉक्टर के अनुसार इलाज करना जरूरी है।

बचाव के उपाय

- कपड़े साझा न करें
- संक्रमित व्यक्ति से सीधे संपर्क से बचें
- पूरे परिवार का इलाज साथ करें
- साफ-सफाई रखें
- खुजली को नजरअंदाज न करें

निष्कर्ष: स्केबीज़ (खाज) एक आम लेकिन छूत की बीमारी है जो रात में ज्यादा खुजली करती है।
समय पर सही इलाज और परिवार की पूरी सावधानी से यह पूरी तरह ठीक हो जाती है।

इम्पेटिगो: बच्चों में होने वाला आम त्वचा संक्रमण

बच्चों की त्वचा बहुत कोमल और संवेदनशील होती है।
इसी कारण बच्चों में त्वचा संक्रमण जल्दी हो सकता है।
एक ऐसा ही आम संक्रमण है:
इम्पेटिगो (Impetigo)
यह बीमारी खासकर छोटे बच्चों में ज्यादा देखी जाती है और यह छूत की बीमारी होती है।
आइए इसे आसान भाषा में समझते हैं।

इम्पेटिगो क्या है?
इम्पेटिगो एक बैक्टीरियल त्वचा संक्रमण है, जो त्वचा की ऊपरी परत पर होता है।
यह ज्यादातर दो प्रकार के बैक्टीरिया से होता है:
स्टैफिलोकोकस (Staph)
स्ट्रेप्टोकोकस (Strep)
यह संक्रमण अक्सर गर्मी और बरसात के मौसम में ज्यादा फैलता है।

इम्पेटिगो कैसे शुरू होता है?
इम्पेटिगो अक्सर तब होता है जब:
- बच्चा त्वचा को बार-बार खुजला दे
- मच्छर काट ले
- हल्का घाव बन जाए
- नाखूनों से त्वचा टूट जाए
- इसी टूटे हुए हिस्से से बैक्टीरिया अंदर घुस जाते हैं।

इम्पेटिगो के लक्षण क्या हैं?
इस बीमारी में त्वचा पर कुछ खास लक्षण दिखते हैं:

1. लाल दाने या छोटे फफोले
- शुरुआत में त्वचा पर लाल दाने निकलते हैं।

2. पानी या पस वाले छाले
- धीरे-धीरे उनमें पानी या पस भर जाती है।

3. पीली परत जम जाना

- कुछ दिनों में छाले फूट जाते हैं और ऊपर पीले रंग की पपड़ी जम जाती है।

यह इम्पेटिगो की पहचान है।

4. खुजली और फैलाव

- बच्चा खुजलाता है तो संक्रमण और फैल सकता है।

यह शरीर के किन हिस्सों में होता है?

इम्पेटिगो आमतौर पर होता है:

- चेहरे के आसपास
- नाक और होंठ के पास
- हाथों और पैरों पर
- गर्दन पर

बच्चों में यह तेजी से फैल सकता है।

क्या यह बीमारी फैलती है?

हाँ। इम्पेटिगो छूत की बीमारी है।
यह फैल सकता है:

- बच्चे के संपर्क से
- एक ही तौलिया या कपड़े से
- स्कूल में दूसरे बच्चों में
- खिलौने या बिस्तर साझा करने से
- इसलिए संक्रमित बच्चे को थोड़े समय अलग रखना जरूरी होता है।

लोग क्या गलतियाँ करते हैं?

- छालों को फोड़ देना
- इससे संक्रमण फैलता है।

घरेलू उपाय लगाना

- कुछ गलत चीजें लगाने से बैक्टीरिया बढ़ सकता है।
- डॉक्टर को देर से दिखाना
- समय पर इलाज न हो तो यह गंभीर हो सकता है।

इलाज कैसे होता है?

इम्पेटिगो का इलाज आसान है अगर जल्दी शुरू किया जाए:

- एंटीबायोटिक क्रीम
- जरूरत पड़ने पर टैबलेट
- त्वचा को साफ रखना
- नाखून छोटे रखना
- पूरी दवा का कोर्स पूरा करना जरूरी है।

बचाव के उपाय

- बच्चे के घाव साफ रखें
- नाखून काटकर रखें
- संक्रमित बच्चे के कपड़े अलग धोएं
- तौलिया साझा न करें
- स्कूल में फैलने से रोकें

निष्कर्ष: इम्पेटिगो बच्चों में होने वाला आम बैक्टीरियल त्वचा संक्रमण है। यह छूत की बीमारी है, लेकिन समय पर इलाज से पूरी तरह ठीक हो जाती है।

त्वचा पर बार-बार होने वाले फोड़े क्यों निकलते हैं?

कई लोगों की यह शिकायत होती है कि:
शरीर पर बार-बार फोड़े निकल आते हैं
एक ठीक होता है तो दूसरा शुरू हो जाता है
कभी पस बनती है, कभी दर्द होता है
दाने दबाने पर निशान रह जाते हैं
ऐसे बार-बार होने वाले फोड़े केवल सामान्य त्वचा समस्या नहीं, बल्कि शरीर के अंदर चल रही किसी कमजोरी का संकेत हो सकते हैं।
आइए इसे आसान भाषा में समझते हैं।

फोड़ा क्या होता है?
फोड़ा एक प्रकार का बैक्टीरियल संक्रमण है, जिसमें त्वचा के अंदर पस भर जाती है।
यह आमतौर पर बालों की जड़ (Hair follicle) से शुरू होता है।
फोड़े में होता है:
लाल सूजन
दर्द
गर्माहट
पस

बार-बार फोड़े क्यों निकलते हैं?
1. शरीर की रोग प्रतिरोधक क्षमता कमजोर होना
अगर शरीर की इम्युनिटी कम हो जाए, तो बैक्टीरिया आसानी से त्वचा में संक्रमण कर देते हैं।
बार-बार संक्रमण होना इम्यून कमजोरी का संकेत हो सकता है।

2. डायबिटीज (शुगर) का बढ़ना
डायबिटीज वाले लोगों में फोड़े बार-बार निकलना बहुत आम है।
क्योंकि:
खून में शुगर बैक्टीरिया को बढ़ाती है
घाव जल्दी नहीं भरते
इम्युनिटी कमजोर हो जाती है

इसलिए बार-बार फोड़े हों तो शुगर टेस्ट जरूर कराना चाहिए।

3. ज्यादा पसीना और साफ-सफाई की कमी
जो लोग:
ज्यादा पसीना करते हैं
तंग कपड़े पहनते हैं
त्वचा सूखी नहीं रखते
उनमें बैक्टीरिया जल्दी बढ़ते हैं।

4. बार-बार फोड़े को दबाना
बहुत लोग फोड़ा निकलते ही उसे दबा देते हैं।
इससे संक्रमण:
अंदर फैल जाता है
आसपास की त्वचा में भी पहुंच जाता है
नया फोड़ा बन सकता है

5. स्टैफ बैक्टीरिया का बार-बार अटैक
कुछ लोगों की त्वचा पर एक खास बैक्टीरिया बार-बार एक्टिव हो जाता है।
इसे कहते हैं:
Recurrent Staph Infection
इसके लिए विशेष इलाज की जरूरत होती है।

6. मोटापा और त्वचा की सिलवटें
मोटापे में त्वचा की सिलवटों में नमी रहती है, जिससे संक्रमण जल्दी होता है।
जैसे:
बगल
जांघों के बीच
पेट के नीचे

7. पोषण की कमी
अगर शरीर में कमी हो:
प्रोटीन
आयरन
विटामिन C

जिंक
तो त्वचा की healing कमजोर हो जाती है और फोड़े बार-बार हो सकते हैं।

कब चिंता करनी चाहिए?
अगर:
फोड़े लगातार निकलते रहें
बुखार भी हो
शरीर में कमजोरी लगे
घाव देर से भरें
पस बहुत ज्यादा हो
तो डॉक्टर से तुरंत जांच जरूरी है।

इलाज कैसे होता है?
बार-बार फोड़े होने में इलाज केवल क्रीम से नहीं होता।
इलाज में शामिल हो सकता है:
एंटीबायोटिक दवा
शुगर की जांच
इम्यून सिस्टम की जांच
साफ-सफाई और एंटीसेप्टिक उपाय
पोषण सुधार

बचाव के उपाय
- त्वचा साफ रखें
- पसीने के बाद कपड़े बदलें
- फोड़ा न दबाएं
- डायबिटीज कंट्रोल रखें
- पौष्टिक भोजन लें
- डॉक्टर की सलाह से इलाज कराएं

निष्कर्ष: बार-बार होने वाले फोड़े शरीर के अंदर चल रही किसी समस्या का संकेत हो सकते हैं, खासकर डायबिटीज और इम्यून कमजोरी का। सही कारण जानकर इलाज किया जाए तो यह समस्या पूरी तरह नियंत्रित हो सकती है।

लेख 14

त्वचा में पस बनने वाला संक्रमण कब खतरनाक होता है?

त्वचा पर कभी-कभी फोड़ा, फुंसी या पस वाला दाना निकल आना सामान्य बात लगती है।
अक्सर लोग सोचते हैं:
"अपने आप ठीक हो जाएगा।"
"बस थोड़ा दबा देते हैं।"
"कोई क्रीम लगा लेंगे।"

लेकिन ध्यान रखिए —
हर पस वाला संक्रमण मामूली नहीं होता।
कभी-कभी यह गंभीर रूप ले सकता है और शरीर के अंदर तक फैल सकता है।
आइए समझते हैं कि त्वचा में पस बनने वाला संक्रमण कब खतरनाक होता है।

पस बनना क्या दर्शाता है?
पस का मतलब है कि शरीर संक्रमण से लड़ रहा है।
जब बैक्टीरिया त्वचा के अंदर घुस जाते हैं, तो शरीर के सफेद रक्त कोशिकाएँ उन्हें मारने आती हैं।
इस लड़ाई में जो तरल बनता है, उसे कहते हैं:
पस (Pus)
पस का मतलब संक्रमण है।

कौन-कौन से संक्रमण में पस बनती है?
फोड़ा (Boil)
फुंसी (Abscess)
इम्पेटिगो
संक्रमित घाव
त्वचा में कट के बाद इंफेक्शन
अधिकतर मामलों में सही इलाज से ठीक हो जाते हैं।

कब यह संक्रमण खतरनाक बन जाता है?

कब डॉक्टर को तुरंत दिखाना चाहिए?

1. अगर फोड़ा तेजी से बढ़ रहा हो
अगर दाना छोटा था लेकिन 2-3 दिन में बहुत बड़ा हो जाए, तो यह गंभीर संक्रमण हो सकता है।

2. बहुत ज्यादा दर्द और सूजन हो
अगर दर्द इतना हो कि छूना मुश्किल हो जाए और त्वचा बहुत गर्म लगे, तो इंफेक्शन गहरा हो सकता है।

3. बुखार साथ हो
अगर फोड़े के साथ:
बुखार
ठंड लगना
कमजोरी
हो, तो यह संकेत है कि संक्रमण शरीर में फैल रहा है।

4. चेहरे पर पस वाला फोड़ा
चेहरे पर खासकर:
नाक के पास
आंखों के आसपास
फोड़ा खतरनाक हो सकता है क्योंकि वहां संक्रमण दिमाग तक फैलने का खतरा रहता है।

5. बार-बार पस वाले दाने होना
अगर बार-बार फोड़े निकलते हैं, तो कारण हो सकता है:
डायबिटीज
कमजोर इम्युनिटी
स्टैफ बैक्टीरिया संक्रमण
यह जांच जरूरी बनाता है।

6. घाव का जल्दी न भरना
अगर पस वाला घाव कई हफ्तों तक ठीक न हो, तो डॉक्टर को दिखाना चाहिए।

7. पस का अत्यधिक बहना या दुर्गंध
अगर घाव से बहुत ज्यादा पस निकले या बदबू आए, तो यह गंभीर बैक्टीरिया संक्रमण हो सकता है।

8. शरीर के अंदर सूजन फैलना
अगर फोड़े के आसपास लालिमा फैलती जाए, तो यह Cellulitis हो सकती है।
यह स्थिति तुरंत इलाज मांगती है।

लोग क्या गलतियाँ करते हैं?
सबसे बड़ी गलतियाँ:

- **फोड़े को दबाना या काटना**

इससे संक्रमण रक्त में जा सकता है।

- **खुद से एंटीबायोटिक लेना**

गलत दवा संक्रमण को और मजबूत कर देती है।

- **स्टेरॉयड क्रीम लगाना**

इससे संक्रमण दबता है, खत्म नहीं होता।

इलाज कैसे होता है?
गंभीर पस संक्रमण में इलाज हो सकता है:
एंटीबायोटिक दवा
पस निकालने की प्रक्रिया (Drainage)
डायबिटीज जांच
डॉक्टर की निगरानी
समय पर इलाज जरूरी है।

बचाव के उपाय
- घाव को साफ रखें

- फोड़े को न छेड़ें
- शरीर की इम्युनिटी मजबूत रखें
- बार-बार फोड़े हों तो जांच कराएं

निष्कर्ष: त्वचा में पस बनना संक्रमण का संकेत है।
अधिकतर मामलों में यह ठीक हो जाता है, लेकिन अगर दर्द, बुखार, तेजी से फैलाव या चेहरे पर फोड़ा हो — तो यह खतरनाक हो सकता है।
समय पर डॉक्टर को दिखाना ही सबसे सुरक्षित उपाय है।

त्वचा पर सफेद दाग: संक्रमण या कुछ और?

त्वचा पर सफेद दाग दिखाई देना कई लोगों के लिए चिंता का कारण बन जाता है।
अक्सर लोग डर जाते हैं और सोचते हैं:
"कहीं यह बड़ी बीमारी तो नहीं?"
"क्या यह छूत की बीमारी है?"

"क्या यह फैल जाएगी?"
लेकिन सच यह है कि त्वचा पर सफेद दाग के कई कारण हो सकते हैं।
हर सफेद दाग विटिलिगो नहीं होता और हर दाग छूत की बीमारी भी नहीं होता।
आइए इसे आसान भाषा में समझते हैं।

सफेद दाग क्यों बनते हैं?
त्वचा का रंग बनता है मेलेनिन नामक पदार्थ से।
जब किसी जगह मेलेनिन कम बनता है या खत्म हो जाता है, तो वहां त्वचा सफेद दिखाई देने लगती है।
सफेद दाग के पीछे कारण हो सकता है:
संक्रमण
एलर्जी
त्वचा की सूजन
इम्यून सिस्टम की समस्या
पोषण की कमी
सफेद दाग के आम कारण

1. फंगल इंफेक्शन (टीनिया वर्सिकलर)
यह एक हल्का फंगल संक्रमण होता है जिसमें:
गर्दन
छाती
पीठ
पर छोटे सफेद या हल्के दाग बन जाते हैं।
इसमें कभी-कभी हल्की खुजली भी होती है।

यह इलाज से जल्दी ठीक हो जाता है।

2. विटिलिगो (Vitiligo)
विटिलिगो में त्वचा पर साफ सफेद दाग बनते हैं।
यह तब होता है जब शरीर का इम्यून सिस्टम मेलेनिन बनाने वाली कोशिकाओं पर हमला कर देता है।
महत्वपूर्ण बात:

- यह छूत की बीमारी नहीं है
- यह किसी को छूने से नहीं फैलती
- यह खान-पान से नहीं होती
- यह एक ऑटोइम्यून समस्या है।

3. चोट या जलन के बाद सफेद दाग
कभी-कभी:
जलने के बाद
चोट के बाद
एक्ज़िमा ठीक होने के बाद
त्वचा पर हल्का सफेद निशान रह जाता है।
इसे Post-inflammatory hypopigmentation कहते हैं।
यह समय के साथ ठीक हो सकता है।

4. बच्चों में सफेद दाग (Pityriasis Alba)
छोटे बच्चों के चेहरे पर हल्के सफेद धब्बे बहुत आम होते हैं।
यह:
सूखी त्वचा
हल्की एलर्जी
के कारण होता है और आमतौर पर गंभीर नहीं होता।

5. पोषण की कमी
कभी-कभी विटामिन की कमी से त्वचा कमजोर होती है और रंग में बदलाव हो सकता है।
जैसे:
विटामिन B12
आयरन
जिंक

कब डॉक्टर को दिखाना जरूरी है?
अगर सफेद दाग:
तेजी से बढ़ रहा हो
नए स्थान पर आ रहा हो
आंख, होंठ या जननांग के पास हो
परिवार में विटिलिगो का इतिहास हो
तो डॉक्टर से जांच जरूरी है।

लोग क्या गलतियाँ करते हैं?
- डर के कारण घरेलू उपाय लगाना
- बिना सलाह के स्टेरॉयड क्रीम लगाना
- छूत समझकर मरीज से दूरी बनाना

याद रखें – सफेद दाग छूत नहीं है।

इलाज कैसे होता है?
इलाज कारण पर निर्भर करता है:
फंगल में एंटीफंगल क्रीम
विटिलिगो में विशेष चिकित्सा
बच्चों में मॉइस्चराइज़र
पोषण सुधार
सही निदान सबसे जरूरी है।

निष्कर्ष: त्वचा पर सफेद दाग कई कारणों से हो सकते हैं।
हर सफेद दाग डरने की चीज नहीं है।
समय पर सही जांच और सही इलाज से अधिकतर समस्याएँ नियंत्रित हो जाती हैं।

भाग 3

एक्ज़िमा और एलर्जी की समस्याएँ (लेख 16–22)

एक्ज़िमा: त्वचा की सबसे आम सूजन

त्वचा की कई बीमारियाँ होती हैं, लेकिन उनमें सबसे आम और सबसे ज्यादा परेशान करने वाली समस्या है:
एक्ज़िमा (Eczema)
बहुत से लोग इसे सिर्फ खुजली या सूखी त्वचा समझकर नजरअंदाज कर देते हैं, लेकिन एक्ज़िमा एक ऐसी स्थिति है जिसमें त्वचा में लंबे समय तक सूजन, खुजली और जलन बनी रह सकती है।
आइए इसे आसान भाषा में समझते हैं।

एक्ज़िमा क्या होता है?
एक्ज़िमा त्वचा की एक ऐसी बीमारी है जिसमें त्वचा:
लाल हो जाती है
खुजली करती है
सूख जाती है
छिलने लगती है
कभी-कभी पानी भी निकल सकता है
यह कोई संक्रमण नहीं है, बल्कि त्वचा की सूजन और संवेदनशीलता की समस्या है।

एक्ज़िमा क्यों होता है?
एक्ज़िमा के पीछे कई कारण हो सकते हैं:

1. त्वचा की संवेदनशीलता
कुछ लोगों की त्वचा बहुत नाजुक होती है और जल्दी प्रतिक्रिया करती है।

2. एलर्जी
धूल, मिट्टी, परफ्यूम, साबुन या खाने की चीजों से एलर्जी एक्ज़िमा को बढ़ा सकती है।

3. आनुवंशिक कारण
अगर परिवार में किसी को एलर्जी, अस्थमा या एक्ज़िमा रहा हो, तो बच्चों में भी यह हो सकता है।

4. मौसम का असर
सर्दियों में त्वचा ज्यादा सूखती है और एक्ज़िमा बढ़ सकता है।

5. तनाव
मानसिक तनाव भी त्वचा की बीमारी को बढ़ाता है।

एक्ज़िमा कैसे दिखता है?
एक्ज़िमा अलग-अलग लोगों में अलग रूप में दिख सकता है:
त्वचा पर लाल चकत्ते
बहुत खुजली
सूखी और फटी त्वचा
त्वचा मोटी हो जाना
बार-बार होने वाली समस्या
खुजली इतनी ज्यादा हो सकती है कि व्यक्ति बार-बार खरोंचने लगे।

यह शरीर के किन हिस्सों में होता है?
एक्ज़िमा आमतौर पर होता है:
चेहरे पर (बच्चों में)
हाथों और पैरों पर
गर्दन पर
कोहनी और घुटनों के पीछे
शरीर की सिलवटों में

लोग क्या गलतियाँ करते हैं?
एक्ज़िमा में लोग अक्सर गलतियाँ करते हैं:
बार-बार खुजलाना
इससे त्वचा टूट जाती है और संक्रमण हो सकता है।
ज्यादा साबुन और गर्म पानी
यह त्वचा को और सूखा बना देता है।
खुद से स्टेरॉयड क्रीम लगाना
गलत दवा त्वचा को नुकसान पहुंचा सकती है।

इलाज कैसे होता है?
एक्ज़िमा का इलाज सही देखभाल से बहुत हद तक नियंत्रित किया जा सकता है:
मॉइस्चराइज़र का नियमित उपयोग
खुजली कम करने की दवा
सूजन कम करने वाली क्रीम (डॉक्टर की सलाह से)
एलर्जी करने वाले कारणों से बचाव
तनाव नियंत्रण
एक्ज़िमा पूरी तरह ठीक हो भी सकता है और कभी-कभी बार-बार लौट भी सकता है।
बचाव के आसान उपाय

- रोज त्वचा को नम रखें
- ज्यादा साबुन से बचें
- कॉटन कपड़े पहनें
- खुजलाएं नहीं
- तनाव कम रखें

निष्कर्ष: एक्ज़िमा त्वचा की सबसे आम सूजन वाली बीमारी है।
यह संक्रमण नहीं है, लेकिन खुजली और सूखापन जीवन को परेशान कर सकता है।
सही देखभाल, डॉक्टर की सलाह और धैर्य से इसे नियंत्रित किया जा सकता है।

एटोपिक डर्मेटाइटिस: बच्चों में खुजली वाला रोग

बहुत से माता-पिता यह शिकायत करते हैं कि उनके बच्चे की त्वचा:
बहुत सूखी रहती है
बार-बार लाल हो जाती है
खुजली करता है
रात में बच्चा सो नहीं पाता
ऐसी स्थिति में अक्सर कारण होता है:
एटोपिक डर्मेटाइटिस (Atopic Dermatitis)
यह बच्चों में होने वाला एक सामान्य प्रकार का एक्ज़िमा है।
आइए इसे आसान भाषा में समझते हैं।

एटोपिक डर्मेटाइटिस क्या है?
एटोपिक डर्मेटाइटिस त्वचा की एक एलर्जी और सूजन वाली बीमारी है।
इसमें त्वचा की सुरक्षा परत कमजोर हो जाती है, जिससे त्वचा:
जल्दी सूख जाती है
एलर्जी पकड़ लेती है
खुजली और लालिमा बढ़ जाती है
यह बीमारी छूत की नहीं होती।

यह बच्चों में क्यों होता है?
इसके मुख्य कारण हैं:

1. आनुवंशिक असर
अगर माता-पिता को:
अस्थमा
एलर्जी
एक्ज़िमा
हो तो बच्चों में इसका खतरा बढ़ जाता है।

2. त्वचा की कमजोरी
कुछ बच्चों की त्वचा जन्म से ही ज्यादा संवेदनशील होती है।

3. वातावरण और एलर्जी
धूल, मिट्टी, पालतू जानवर, परफ्यूम या कुछ खाने की चीजें इसे बढ़ा सकती हैं।

4. मौसम
सर्दियों में त्वचा सूखने से यह बीमारी ज्यादा बढ़ जाती है।

इसके लक्षण क्या होते हैं?
एटोपिक डर्मेटाइटिस में:
बहुत ज्यादा खुजली
सूखी त्वचा
लाल चकत्ते
त्वचा फट जाना
बार-बार संक्रमण हो जाना
बच्चा खुजलाता रहता है जिससे त्वचा पर घाव बन सकते हैं।

यह शरीर के किन हिस्सों में होता है?
बच्चों में यह अक्सर होता है:
गालों पर
माथे पर
गर्दन पर
कोहनी और घुटनों के पीछे
हाथ-पैर पर
बड़े बच्चों में यह हाथों में ज्यादा हो सकता है।

क्या यह बीमारी हमेशा रहती है?
कई बच्चों में यह उम्र के साथ कम हो जाती है।
लेकिन कुछ लोगों में यह बड़े होने तक भी बनी रह सकती है।
सही देखभाल से इसे बहुत अच्छी तरह नियंत्रित किया जा सकता है।

लोग क्या गलतियाँ करते हैं?
- बार-बार साबुन लगाना

साबुन त्वचा को और सूखा बना देता है।
- खुजलाने देना

इससे त्वचा टूटती है और इंफेक्शन हो सकता है।

- बिना डॉक्टर सलाह के क्रीम लगाना

कुछ गलत क्रीम नुकसान कर सकती हैं।

इलाज कैसे होता है?
इलाज का उद्देश्य है:
त्वचा को नम रखना
खुजली कम करना
सूजन नियंत्रित करना
इलाज में शामिल हैं:
मॉइस्चराइज़र दिन में कई बार
डॉक्टर द्वारा दी गई क्रीम

एलर्जी से बचाव
कभी-कभी एंटीएलर्जिक दवा
देखभाल के आसान उपाय

- रोज नहाने के तुरंत बाद मॉइस्चराइज़र लगाएं
- कॉटन कपड़े पहनाएं
- बहुत गर्म पानी से न नहलाएं
- धूल और एलर्जी से बचाएं
- नाखून छोटे रखें

निष्कर्ष: एटोपिक डर्मेटाइटिस बच्चों में होने वाला एक सामान्य लेकिन परेशान करने वाला त्वचा रोग है।
यह एलर्जी और सूजन से जुड़ा है, छूत नहीं है।
सही देखभाल और डॉक्टर की सलाह से बच्चा पूरी तरह सामान्य जीवन जी सकता है।

कॉन्टैक्ट एलर्जी: साबुन, क्रीम और धूल से त्वचा पर असर

कई बार ऐसा होता है कि हम कोई नया साबुन इस्तेमाल करते हैं, कोई क्रीम लगाते हैं या किसी धातु की ज्वेलरी पहनते हैं — और अचानक त्वचा पर:
लालपन
खुजली
जलन
दाने
सूजन
शुरू हो जाती है।
ऐसी स्थिति में सबसे आम कारण होता है:
कॉन्टैक्ट एलर्जी (Contact Dermatitis)
आइए इसे आसान भाषा में समझते हैं।

कॉन्टैक्ट एलर्जी क्या होती है?
कॉन्टैक्ट एलर्जी का मतलब है:
जब कोई चीज़ त्वचा के सीधे संपर्क में आकर त्वचा में एलर्जी या सूजन पैदा कर दे।
यह संक्रमण नहीं है, बल्कि त्वचा की प्रतिक्रिया है।
त्वचा कहती है:
"यह चीज मेरे लिए नुकसानदायक है।"

यह एलर्जी किन चीजों से हो सकती है?
बहुत सारी सामान्य चीजें कॉन्टैक्ट एलर्जी कर सकती हैं:

1. साबुन और डिटर्जेंट
तेज केमिकल वाले साबुन, शैम्पू और कपड़े धोने के डिटर्जेंट त्वचा को नुकसान पहुंचा सकते हैं।

2. कॉस्मेटिक प्रोडक्ट्स
क्रीम, मेकअप, फेसवॉश, परफ्यूम, हेयर डाई आदि से एलर्जी हो सकती है।

3. धातु (Metal Allergy)
कुछ लोगों को निकेल (Nickel) से एलर्जी होती है।
इससे:
कान की बालियाँ
घड़ी
बेल्ट बकल
की जगह पर दाने हो सकते हैं।

4. रबर और प्लास्टिक
जैसे दस्ताने, चप्पल या रबर बैंड से भी एलर्जी हो सकती है।

5. धूल और मिट्टी
कुछ लोगों की त्वचा धूल और प्रदूषण से तुरंत प्रतिक्रिया करने लगती है।

6. पौधे और रंग
कुछ पौधों को छूने या रंग-डाई से भी एलर्जी हो सकती है।

कॉन्टैक्ट एलर्जी के लक्षण क्या होते हैं?
इसमें अक्सर दिखाई देता है:
त्वचा पर लाल चकत्ते
खुजली
जलन
सूजन
पानी वाले छोटे छाले
त्वचा का छिलना
यह समस्या उसी जगह पर होती है जहाँ संपर्क हुआ हो।
जैसे — हाथों में साबुन से, कानों में ज्वेलरी से।

क्या यह छूत की बीमारी है?
नहीं।
कॉन्टैक्ट एलर्जी छूत की बीमारी नहीं है।
यह दूसरों को नहीं फैलती।

लोग क्या गलतियाँ करते हैं?
एलर्जी वाली चीज को फिर भी इस्तेमाल करते रहना
इससे समस्या बढ़ जाती है।
बार-बार खुजलाना
इससे त्वचा टूट जाती है।
बिना डॉक्टर सलाह के स्टेरॉयड क्रीम लगाना
गलत क्रीम से त्वचा पतली हो सकती है।

इलाज कैसे होता है?
कॉन्टैक्ट एलर्जी में सबसे जरूरी है:
कारण को पहचानना और उससे बचना
इलाज में शामिल हो सकता है:
एलर्जी कम करने वाली क्रीम
एंटीएलर्जिक दवा
मॉइस्चराइज़र
त्वचा को आराम देना
अगर बार-बार एलर्जी होती है तो Patch Test कराया जा सकता है।

बचाव के उपाय
- नया प्रोडक्ट लगाने से पहले टेस्ट करें
- तेज केमिकल से बचें
- हाथों को बार-बार साबुन से न रगड़ें
- कॉटन कपड़े पहनें
- डॉक्टर की सलाह लें

निष्कर्ष: कॉन्टैक्ट एलर्जी एक आम त्वचा समस्या है जो साबुन, क्रीम, धातु और धूल जैसी चीजों से हो सकती है।
सही पहचान और परहेज से यह पूरी तरह नियंत्रित हो जाती है।

पित्ती (Urticaria): शरीर पर अचानक उभरने वाले चकत्ते

कई बार अचानक शरीर पर लाल-लाल उभरे हुए चकत्ते निकल आते हैं।
खुजली इतनी होती है कि व्यक्ति परेशान हो जाता है।
कुछ लोग इसे इंफेक्शन समझते हैं, लेकिन अक्सर यह होता है:

पित्ती (Urticaria)
इसे अंग्रेज़ी में Hives भी कहते हैं।
आइए इसे आसान भाषा में समझते हैं।

पित्ती क्या होती है?
पित्ती एक प्रकार की एलर्जी है जिसमें त्वचा पर अचानक:
लाल उभरे चकत्ते
तेज खुजली
सूजन
हो जाती है।
यह चकत्ते कुछ घंटों में गायब भी हो सकते हैं और फिर नए स्थान पर आ सकते हैं।
यह त्वचा की प्रतिक्रिया है, संक्रमण नहीं।

पित्ती कैसे दिखती है?
पित्ती में चकत्ते:
गोल या अनियमित आकार के होते हैं
उभरे हुए होते हैं
बहुत खुजली करते हैं
कभी-कभी जलन भी होती है
कुछ समय बाद जगह बदल लेते हैं
यह इसकी खास पहचान है।

पित्ती क्यों होती है?
इसके कई कारण हो सकते हैं:

1. खाने की चीजों से
कुछ लोगों को एलर्जी हो सकती है:
मूंगफली
अंडा
दूध
समुद्री भोजन

2. दवाओं से
कुछ दवाएँ जैसे:
पेनिसिलिन
दर्द की दवाएँ
एलर्जी कर सकती हैं।

3. मौसम का असर
कुछ लोगों में:
ठंड से
गर्मी से
पसीने से
पित्ती हो सकती है।

4. कीड़े के काटने से
मच्छर या अन्य कीट का काटना भी कारण हो सकता है।

5. तनाव और चिंता
मानसिक तनाव भी एलर्जी को बढ़ा सकता है।

6. बिना कारण भी
कई बार पित्ती का कारण स्पष्ट नहीं मिलता। इसे Chronic Urticaria कहते हैं।

कब यह गंभीर हो सकती है?
अगर पित्ती के साथ:
होंठों या आंखों में सूजन
सांस लेने में परेशानी
गले में जकड़न

चक्कर
हो, तो यह Emergency हो सकती है।
इसे एनेफिलेक्सिस कहते हैं।

लोग क्या गलतियाँ करते हैं?
खुजलाते रहना
इससे त्वचा और खराब होती है।
बिना सलाह के दवाएँ लेना
हर एलर्जी की दवा एक जैसी नहीं होती।
कारण को नजरअंदाज करना
बार-बार होने पर जांच जरूरी है।

इलाज कैसे होता है?
पित्ती के इलाज में:
एंटीहिस्टामिन दवाएँ
एलर्जी बढ़ाने वाले कारण से बचाव
गंभीर मामलों में विशेष इलाज
तनाव नियंत्रण
जरूरी होता है।

बचाव के उपाय
- एलर्जी वाले भोजन से बचें
- ज्यादा गर्म या ठंड से सावधानी रखें
- तनाव कम करें
- दवा हमेशा डॉक्टर की सलाह से लें

निष्कर्ष: पित्ती एक आम एलर्जी है जिसमें शरीर पर अचानक खुजली वाले उभरे चकत्ते हो जाते हैं।
अधिकतर मामलों में यह ठीक हो जाती है, लेकिन सांस की परेशानी या सूजन हो तो तुरंत इलाज जरूरी है।

बार-बार होने वाली त्वचा एलर्जी क्यों होती है?

बहुत से लोग यह कहते हैं:
"मुझे बार-बार खुजली हो जाती है।"
"एलर्जी ठीक होती है फिर वापस आ जाती है।"
"हर महीने त्वचा पर चकत्ते निकल आते हैं।"
ऐसे लोगों के मन में डर रहता है कि कहीं कोई बड़ी बीमारी तो नहीं।
लेकिन त्वचा एलर्जी बार-बार होने के पीछे कई सामान्य कारण हो सकते हैं।
आइए इसे आसान भाषा में समझते हैं।

एलर्जी बार-बार क्यों लौट आती है?
एलर्जी का मतलब है कि शरीर का इम्यून सिस्टम किसी चीज़ पर जरूरत से ज्यादा प्रतिक्रिया कर रहा है।
अगर कारण बार-बार सामने आता है, तो एलर्जी भी बार-बार होगी।
बार-बार एलर्जी होने के मुख्य कारण

1. एलर्जी का कारण दूर नहीं किया गया
सबसे आम कारण यही है कि जिस चीज़ से एलर्जी हो रही है, वह लगातार संपर्क में बनी रहती है।
जैसे:
साबुन
डिटर्जेंट
परफ्यूम
धूल
खाने की चीजें
जब तक कारण नहीं हटेगा, एलर्जी लौटती रहेगी।

2. मौसम का बदलना
कई लोगों को एलर्जी होती है:
गर्मियों में पसीने से
सर्दियों में सूखी त्वचा से
बरसात में फंगल इंफेक्शन से
इसलिए मौसम के अनुसार एलर्जी बढ़ सकती है।

3. त्वचा का ज्यादा सूखा होना
सूखी त्वचा में खुजली और एलर्जी की संभावना ज्यादा होती है।
अगर त्वचा बार-बार सूख रही है, तो एलर्जी बढ़ती रहती है।

4. बार-बार गलत क्रीम लगाना
कई लोग बार-बार स्टेरॉयड वाली क्रीम लगा लेते हैं।
इससे:
एलर्जी दब जाती है
लेकिन जड़ से ठीक नहीं होती
बाद में ज्यादा गंभीर होकर लौटती है
यह सबसे खतरनाक गलती है।

5. इम्यून सिस्टम का असंतुलन
कुछ लोगों में शरीर की इम्युनिटी जरूरत से ज्यादा प्रतिक्रिया करने लगती है।
इसी कारण होता है:
बार-बार पित्ती
एक्ज़िमा
एलर्जिक रैश

6. तनाव और चिंता
मानसिक तनाव त्वचा की एलर्जी बढ़ाने में बड़ा कारण है।
जब व्यक्ति तनाव में होता है, तो शरीर में हार्मोन बदलते हैं और एलर्जी बढ़ जाती है।

7. खानपान की गलत आदतें
बहुत ज्यादा:
तला-भुना
पैकेज्ड फूड
मीठा
कम पानी
भी त्वचा को संवेदनशील बना सकता है।

8. अंदरूनी बीमारी का संकेत
अगर खुजली बहुत लंबे समय से हो रही हो, तो कारण हो सकता है:
थायरॉइड
डायबिटीज
लिवर समस्या
किडनी की कमजोरी
ऐसे में जांच जरूरी होती है।

कब डॉक्टर को दिखाना चाहिए?
अगर एलर्जी:
बार-बार लौट रही हो
पूरे शरीर में फैलती हो
दवा से ठीक न हो
सांस की समस्या हो
सूजन हो
तो त्वचा विशेषज्ञ से सलाह जरूर लें।

इलाज कैसे किया जाता है?
इलाज में मुख्य बातें हैं:
कारण की पहचान
एलर्जी कम करने वाली दवा
त्वचा को मॉइस्चराइज़ रखना
सही स्किन केयर
तनाव नियंत्रण
जरूरत पर टेस्ट

निष्कर्ष: त्वचा एलर्जी बार-बार होना बहुत आम है, लेकिन इसका मतलब यह नहीं कि डरने की जरूरत है।
सही कारण पहचानकर, सही इलाज और सावधानी से एलर्जी को पूरी तरह नियंत्रित किया जा सकता है।

एलर्जी टेस्ट कब जरूरी होता है?

बहुत से लोग त्वचा पर बार-बार होने वाली खुजली, चकत्ते या सूजन से परेशान रहते हैं।
वे बार-बार पूछते हैं:

"मुझे एलर्जी आखिर किस चीज़ से है?"
"क्या कोई टेस्ट होता है जिससे पता चल जाए?"

"क्या हर एलर्जी में जांच जरूरी है?"
आजकल एलर्जी के मामलों में एलर्जी टेस्ट का नाम बहुत सुना जाता है।
लेकिन यह समझना जरूरी है कि:
हर व्यक्ति को एलर्जी टेस्ट की जरूरत नहीं होती
और
सही समय पर टेस्ट बहुत मददगार हो सकता है
आइए इसे आसान भाषा में समझते हैं।

एलर्जी होती क्यों है?
एलर्जी तब होती है जब शरीर का इम्यून सिस्टम किसी सामान्य चीज़ को खतरा समझकर प्रतिक्रिया कर देता है।
यह चीज हो सकती है:
धूल
पराग (Pollen)
खाने की वस्तु
दवा
साबुन या क्रीम

शरीर प्रतिक्रिया करता है और त्वचा पर:
खुजली
लाल चकत्ते
सूजन
पित्ती
हो जाती है।

एलर्जी टेस्ट क्या करता है?
एलर्जी टेस्ट का उद्देश्य है:
यह पता लगाना कि किस चीज़ से एलर्जी हो रही है
ताकि उस कारण से बचा जा सके।

लेकिन ध्यान रहे —
हर बार टेस्ट से स्पष्ट जवाब मिल ही जाए, यह जरूरी नहीं।

एलर्जी टेस्ट कब जरूरी होता है?
अब सबसे महत्वपूर्ण प्रश्न:
डॉक्टर एलर्जी टेस्ट कब सलाह देते हैं?

1. जब एलर्जी बार-बार लौट रही हो
अगर आपको बार-बार:
पित्ती (Urticaria)
खुजली
चकत्ते
हो रहे हों और कारण समझ न आ रहा हो।

2. जब एलर्जी बहुत गंभीर हो
अगर एलर्जी के साथ:
चेहरे पर सूजन
सांस में तकलीफ
गले में जकड़न
जैसे लक्षण हों, तो टेस्ट जरूरी हो सकता है।

3. जब खाने से एलर्जी का शक हो
अगर किसी विशेष भोजन के बाद बार-बार समस्या होती हो, तो Food Allergy टेस्ट किया जाता है।

4. जब दवा से एलर्जी हो
किसी दवा से गंभीर रिएक्शन हुआ हो तो भविष्य में बचाव के लिए जांच जरूरी होती है।

5. बच्चों में बार-बार एलर्जी और एक्ज़िमा

कुछ बच्चों में लगातार एटोपिक डर्मेटाइटिस होता है।
ऐसे में टेस्ट से एलर्जी ट्रिगर पता चल सकता है।

6. जब इलाज से आराम न मिले
यदि सामान्य दवा और सावधानी के बावजूद एलर्जी नियंत्रित न हो रही हो।
एलर्जी टेस्ट के प्रकार

1. स्किन प्रिक टेस्ट
त्वचा पर हल्का सा टेस्ट करके देखा जाता है कि प्रतिक्रिया होती है या नहीं।

2. ब्लड टेस्ट (IgE टेस्ट)
खून में एलर्जी से जुड़ी मात्रा जांची जाती है।

4. पैच टेस्ट
यह खासकर कॉन्टैक्ट एलर्जी में होता है, जैसे साबुन, धातु, कॉस्मेटिक से।
क्या हर एलर्जी में टेस्ट जरूरी है?
नहीं।
अधिकतर सामान्य एलर्जी:
सही दवा
मॉइस्चराइज़र
कारण से बचाव
से ठीक हो जाती है।
टेस्ट तभी जरूरी है जब समस्या बार-बार या गंभीर हो।

निष्कर्ष: एलर्जी टेस्ट एक उपयोगी जांच है, लेकिन हर व्यक्ति के लिए जरूरी नहीं।
अगर एलर्जी बार-बार हो, कारण स्पष्ट न हो या लक्षण गंभीर हों, तो डॉक्टर की सलाह से टेस्ट कराना सही होता है।
सही पहचान से इलाज आसान हो जाता है

त्वचा की खुजली: बीमारी या आदत?

खुजली त्वचा की सबसे आम शिकायतों में से एक है।
कई लोग कहते हैं:
"मुझे हमेशा खुजलाने की आदत है।"
"कुछ नहीं है फिर भी खुजली होती रहती है।"
"रात में ज्यादा खुजली होती है।"
पर सवाल यह है:

खुजली हमेशा बीमारी होती है या कभी-कभी आदत भी बन जाती है?
आइए इसे आसान भाषा में समझते हैं।
खुजली क्या होती है?
खुजली शरीर का एक संकेत है कि त्वचा में कुछ गड़बड़ है।
यह हो सकता है:
सूखापन
एलर्जी
संक्रमण
मानसिक तनाव
अंदरूनी बीमारी
खुजली को नजरअंदाज करना सही नहीं।

खुजली कब बीमारी होती है?
कुछ स्थितियों में खुजली स्पष्ट रूप से बीमारी का संकेत होती है।

1. फंगल इंफेक्शन
दाद में खुजली बहुत ज्यादा होती है और गोल लाल चकत्ते बनते हैं।

2. स्केबीज़ (खाज)
रात में तेज खुजली और पूरे परिवार में फैलना इसकी पहचान है।
3. एलर्जी और पित्ती
अचानक चकत्ते निकलना और खुजली होना एलर्जी का संकेत है।

4. एक्ज़िमा
सूखी त्वचा, लालिमा और लगातार खुजली एक्ज़िमा में होती है।

5. सूखी त्वचा
सर्दियों में या ज्यादा साबुन से त्वचा सूख जाती है और खुजली होती है।

6. अंदरूनी कारण
अगर खुजली पूरे शरीर में हो और कोई दाग न दिखे, तो कारण हो सकता है:
डायबिटीज
लिवर रोग
किडनी की समस्या
थायरॉइड असंतुलन
खून की कमी

खुजली कब आदत बन जाती है?
कुछ लोगों में खुजली की शुरुआत तो बीमारी से होती है, लेकिन बाद में खुजलाना आदत बन जाता है।
इसे कहते हैं:
"Itch-Scratch Cycle"
यानी:
खुजली → खुजलाना → त्वचा टूटना → और ज्यादा खुजली → फिर खुजलाना
यह एक दुष्चक्र बन जाता है।
कई बार तनाव और चिंता इसे बढ़ाते हैं।

लोग क्या गलतियाँ करते हैं?
बार-बार खुजलाना
इससे त्वचा पर घाव बन जाते हैं और संक्रमण हो सकता है।
बिना डॉक्टर सलाह के क्रीम लगाना
स्टेरॉयड क्रीम समस्या को दबाती है, खत्म नहीं करती।
खुजली को हल्का समझना
अगर खुजली महीनों तक हो, तो जांच जरूरी है।

खुजली में क्या करना चाहिए?

- त्वचा को मॉइस्चराइज़ रखें
- नाखून छोटे रखें
- गर्म पानी से स्नान न करें
- खुजलाने की बजाय ठंडी पट्टी रखें

कारण का इलाज कराएं
अगर खुजली लगातार हो तो डॉक्टर से सलाह लें।

कब डॉक्टर को दिखाना जरूरी है?
अगर खुजली:
कई हफ्तों तक रहे
रात में बहुत बढ़े
पूरे शरीर में हो
दवा से आराम न मिले
वजन घट रहा हो या कमजोरी हो
तो जांच जरूरी है।

निष्कर्ष: त्वचा की खुजली कभी बीमारी का संकेत होती है और कभी आदत बन जाती है।
सही कारण पहचानना सबसे जरूरी है।
समय पर इलाज और सही देखभाल से खुजली पूरी तरह नियंत्रित हो सकती है।

भाग 4

पिंपल, मुंहासे और तेलीय त्वचा (लेख 23–28)

मुंहासे क्यों होते हैं? – कारण और समाधान

मुंहासे यानी पिंपल आज के समय में सबसे आम त्वचा समस्याओं में से एक है।
किशोरों से लेकर बड़े लोगों तक, लगभग हर कोई कभी न कभी इस परेशानी से गुजरता है।
बहुत से लोग सोचते हैं:
"मेरे चेहरे पर पिंपल क्यों निकल रहे हैं?"
"क्या यह गंदगी से होता है?"
"क्या यह उम्र के साथ ठीक हो जाएगा?"
आइए इसे आसान भाषा में समझते हैं।

मुंहासे क्या होते हैं?

मुंहासे तब होते हैं जब त्वचा के रोमछिद्र (Pores) बंद हो जाते हैं।
हमारी त्वचा में छोटी-छोटी तेल ग्रंथियाँ होती हैं जो तेल बनाती हैं।
इस तेल को कहते हैं:
सीबम (Sebum)
जब यह तेल ज्यादा बनने लगता है और उसमें धूल व मृत कोशिकाएँ मिल जाती हैं, तो पोर्स बंद हो जाते हैं और पिंपल बनने लगते हैं।

मुंहासे क्यों होते हैं?

मुंहासों के मुख्य कारण:

1. हार्मोन का बदलाव

किशोरावस्था में हार्मोन बढ़ जाते हैं, जिससे तेल अधिक बनता है और पिंपल निकलते हैं।
महिलाओं में भी पीरियड्स के समय पिंपल बढ़ जाते हैं।

2. ऑयली स्किन

जिनकी त्वचा ज्यादा तेलीय होती है, उनमें मुंहासे ज्यादा होते हैं।

3. गलत खानपान
बहुत ज्यादा:
तला-भुना
फास्ट फूड
मीठा
कोल्ड ड्रिंक
भी पिंपल बढ़ा सकते हैं।

4. तनाव और नींद की कमी
तनाव शरीर में हार्मोन बिगाड़ देता है और त्वचा पर असर डालता है।

5. गलत कॉस्मेटिक प्रोडक्ट
कुछ क्रीम और मेकअप पोर्स बंद कर देते हैं, जिससे पिंपल बढ़ते हैं।

6. पिंपल को दबाना
बहुत लोग पिंपल दबा देते हैं, जिससे:
सूजन बढ़ती है
निशान पड़ जाते हैं
इंफेक्शन फैल सकता है
मुंहासों के प्रकार
मुंहासे अलग-अलग प्रकार के हो सकते हैं:
ब्लैकहेड्स
व्हाइटहेड्स
लाल पिंपल
पस वाले दाने
गहरे दर्द वाले एक्ने

इलाज कैसे होता है?
मुंहासों का इलाज उम्र और गंभीरता पर निर्भर करता है:
हल्के मामलों में फेसवॉश और क्रीम
गंभीर मामलों में दवाएँ
डॉक्टर की सलाह से रेटिनॉइड या एंटीबायोटिक
कुछ मामलों में हार्मोन जांच
धैर्य जरूरी है क्योंकि इलाज में समय लगता है।

पिंपल में क्या करें, क्या न करें?

- हल्का फेसवॉश इस्तेमाल करें
- चेहरे को साफ रखें
- पानी खूब पिएं
- संतुलित भोजन लें
- तनाव कम करें
    - पिंपल न दबाएं
    - बार-बार चेहरे को न छुएं
    - बिना डॉक्टर सलाह के क्रीम न लगाएं

निष्कर्ष: मुंहासे एक सामान्य लेकिन परेशान करने वाली समस्या है।
यह हार्मोन, तेल, खानपान और जीवनशैली से जुड़ी होती है।
सही देखभाल और सही इलाज से मुंहासों को नियंत्रित किया जा सकता है।

किशोरावस्था में पिंपल: सामान्य या चिंता की बात?

किशोरावस्था यानी टीनएज वह समय होता है जब शरीर में बहुत सारे बदलाव होते हैं।
इसी उम्र में अधिकतर बच्चों के चेहरे पर अचानक पिंपल निकलने लगते हैं।
माता-पिता और बच्चे दोनों परेशान हो जाते हैं:
"मेरे चेहरे पर इतने दाने क्यों हो गए?"
"क्या मैं साफ नहीं रहता?"
"क्या यह हमेशा रहेंगे?"
लेकिन सबसे जरूरी बात यह है कि:
किशोरावस्था में पिंपल होना बहुत सामान्य है।
आइए इसे आसान भाषा में समझते हैं।

टीनएज में पिंपल क्यों होते हैं?
टीनएज में शरीर में हार्मोन तेजी से बढ़ते हैं।
इन हार्मोन्स का असर त्वचा की तेल ग्रंथियों पर पड़ता है।
त्वचा ज्यादा तेल बनाने लगती है, जिसे कहते हैं:
सीबम (Sebum)
जब सीबम ज्यादा बनता है, तो त्वचा के पोर्स बंद हो जाते हैं और पिंपल बनने लगते हैं।

क्या यह गंदगी की वजह से होता है?
नहीं।
पिंपल केवल गंदगी से नहीं होते।
बहुत ज्यादा चेहरा धोना या रगड़ना उल्टा नुकसान कर सकता है।
पिंपल का मुख्य कारण है:
हार्मोन
तेल
बंद पोर्स
बैक्टीरिया

किशोरावस्था में कौन-कौन से पिंपल सामान्य हैं?
टीनएज में हल्के पिंपल जैसे:
ब्लैकहेड्स
व्हाइटहेड्स
छोटे लाल दाने
अक्सर सामान्य होते हैं और धीरे-धीरे नियंत्रित हो जाते हैं।

कब चिंता करनी चाहिए?
अगर पिंपल:
बहुत ज्यादा बढ़ जाएं
दर्द वाले गहरे दाने बनें
पस भरने लगे
चेहरे पर निशान छोड़ रहे हों
आत्मविश्वास पर असर डालें
तो त्वचा विशेषज्ञ को दिखाना जरूरी है।

टीनएज में लोग क्या गलतियाँ करते हैं?
पिंपल दबाना
इससे:
इंफेक्शन बढ़ सकता है
दाग और गड्ढे बन जाते हैं
दोस्त की क्रीम इस्तेमाल करना
हर त्वचा अलग होती है, गलत दवा नुकसान कर सकती है।
स्टेरॉयड क्रीम लगाना
कुछ लोग जल्दी ठीक करने के लिए गलत क्रीम लगा लेते हैं, जिससे स्थिति बिगड़ जाती है।
- बहुत ज्यादा स्क्रब करना
- स्क्रब से त्वचा में जलन और सूजन बढ़ सकती है।

टीनएज में सही देखभाल क्या है?
- दिन में 2 बार हल्का फेसवॉश
- ज्यादा तला-भुना और मीठा कम करें
- पानी ज्यादा पिएं
- नींद पूरी लें

- तनाव कम रखें
- चेहरे को बार-बार हाथ न लगाएं

क्या पिंपल अपने आप ठीक हो जाते हैं?
बहुत से मामलों में टीनएज के पिंपल उम्र के साथ कम हो जाते हैं। लेकिन अगर इलाज की जरूरत हो, तो समय पर डॉक्टर को दिखाना बेहतर है ताकि निशान न पड़ें।

निष्कर्ष: किशोरावस्था में पिंपल होना एक सामान्य प्रक्रिया है क्योंकि शरीर हार्मोनल बदलाव से गुजरता है।
सही देखभाल, धैर्य और जरूरत पड़ने पर डॉक्टर की सलाह से त्वचा को साफ और स्वस्थ रखा जा सकता है।

महिलाओं में हार्मोनल एक्ने: कारण और समाधान

बहुत लोग सोचते हैं कि मुंहासे सिर्फ टीनएज में होते हैं, लेकिन कई महिलाएं 25, 30 या 40 साल की उम्र में भी पिंपल से परेशान रहती हैं।
अक्सर महिलाएं कहती हैं:
"मेरे चेहरे पर बार-बार दाने क्यों निकलते हैं?"
"पीरियड्स से पहले पिंपल बढ़ जाते हैं।"
"ठोड़ी और जबड़े पर ज्यादा एक्ने होते हैं।"
ऐसे मुंहासों को कहते हैं:
हार्मोनल एक्ने (Hormonal Acne)
आइए इसे आसान भाषा में समझते हैं।

हार्मोनल एक्ने क्या होता है?
महिलाओं में जब शरीर के हार्मोन असंतुलित हो जाते हैं, तो त्वचा की तेल ग्रंथियाँ ज्यादा सक्रिय हो जाती हैं।
इससे:
तेल ज्यादा बनता है
पोर्स बंद होते हैं
पिंपल बनने लगते हैं
यह अक्सर चेहरे के निचले हिस्से में होता है।

हार्मोनल एक्ने कहां ज्यादा होता है?
महिलाओं में यह अधिकतर होता है:
ठोड़ी पर
जबड़े के आसपास
गर्दन के पास
कभी-कभी पीठ पर
यह पिंपल अक्सर गहरे और दर्द वाले होते हैं।

हार्मोनल एक्ने के कारण
1. पीरियड्स के समय बदलाव
पीरियड्स से पहले हार्मोन बदलते हैं, जिससे मुंहासे बढ़ सकते हैं।

2. PCOS (पॉलीसिस्टिक ओवरी सिंड्रोम)
PCOS में हार्मोन असंतुलन होता है और यह एक्ने का बड़ा कारण है।
इसके साथ हो सकता है:
अनियमित पीरियड्स
वजन बढ़ना
चेहरे पर अनचाहे बाल

3. तनाव
तनाव बढ़ने से कोर्टिसोल हार्मोन बढ़ता है, जिससे एक्ने बढ़ सकता है।

4. नींद की कमी
कम नींद से शरीर का हार्मोन संतुलन बिगड़ सकता है।

5. गलत कॉस्मेटिक और मेकअप
कुछ मेकअप उत्पाद पोर्स बंद कर देते हैं, जिससे हार्मोनल एक्ने बढ़ता है।

6. गर्भावस्था या मेनोपॉज़
प्रेगनेंसी और मेनोपॉज़ में भी हार्मोनल बदलाव होते हैं, जिससे पिंपल निकल सकते हैं।

महिलाएं क्या गलतियाँ करती हैं?
- बार-बार पिंपल दबाना
- दोस्तों की क्रीम इस्तेमाल करना
- स्टेरॉयड क्रीम लगाना
- घरेलू नुस्खे से त्वचा जलाना

ये सब समस्या को और बढ़ा सकते हैं।

इलाज कैसे होता है?
हार्मोनल एक्ने का इलाज केवल फेसवॉश से नहीं होता।
इलाज में शामिल हो सकता है:
डॉक्टर द्वारा दी गई क्रीम
एंटीबायोटिक दवाएं
हार्मोन जांच
PCOS का इलाज

कुछ मामलों में हार्मोनल टैबलेट
धैर्य जरूरी है क्योंकि सुधार धीरे-धीरे होता है।

- जीवनशैली में सुधार जरूरी
- कम मीठा और कम तला-भुना
- नियमित व्यायाम
- तनाव कम करना
- पर्याप्त नींद
- सही स्किन केयर

इनसे हार्मोनल एक्ने काफी नियंत्रित होता है।

निष्कर्ष: महिलाओं में हार्मोनल एक्ने बहुत आम है और यह हार्मोन, तनाव और जीवनशैली से जुड़ा होता है।
सही जांच, सही इलाज और सही देखभाल से इसे पूरी तरह नियंत्रित किया जा सकता है।

दाग और निशान (Acne Scars) कैसे बनते हैं?

मुंहासे चले जाते हैं, लेकिन कई बार उनके बाद चेहरे पर:
काले निशान
गड्ढे
दाग-धब्बे
रह जाते हैं।
अक्सर लोग कहते हैं:
"पिंपल तो ठीक हो गए लेकिन चेहरा खराब हो गया।"
"दाग क्यों नहीं जाते?"
"गड्ढे पड़ गए हैं, क्या ठीक होंगे?"
इन निशानों को कहा जाता है:
Acne Scars और Acne Marks
आइए इसे आसान भाषा में समझते हैं।

मुंहासों के बाद निशान क्यों बनते हैं?
जब पिंपल त्वचा के अंदर सूजन पैदा करता है, तो त्वचा की परतें टूट सकती हैं।
शरीर उस जगह की मरम्मत करता है, लेकिन कई बार मरम्मत ठीक से नहीं हो पाती।
इससे दाग या गड्ढे बन जाते हैं।
निशान बनने के मुख्य कारण

1. पिंपल को दबाना
सबसे बड़ी वजह यही है।
पिंपल दबाने से:
सूजन बढ़ती है
इंफेक्शन अंदर जाता है
त्वचा टूटती है
निशान पड़ जाता है

2. गहरे और पस वाले एक्ने
जो पिंपल गहरे होते हैं (Cystic acne), वे त्वचा को ज्यादा नुकसान पहुंचाते हैं।
इनमें scars बनने की संभावना ज्यादा होती है।

3. इलाज में देरी
अगर एक्ने का इलाज समय पर न हो, तो सूजन लंबे समय तक रहती है और निशान बनते हैं।

4. त्वचा की संवेदनशीलता
कुछ लोगों की त्वचा में दाग जल्दी बनते हैं, खासकर जिनकी त्वचा सांवली होती है।

निशान कितने प्रकार के होते हैं?

1. काले या लाल निशान (Marks)
ये अस्थायी होते हैं और समय के साथ हल्के हो सकते हैं।
इन्हें कहते हैं Post-acne pigmentation.

2. गड्ढे वाले निशान (Pitted scars)
ये स्थायी हो सकते हैं और त्वचा में गहराई बना देते हैं।

3. मोटे उभरे निशान
कुछ लोगों में त्वचा ज्यादा भर जाती है और उभरा scar बन जाता है।

क्या ये निशान पूरी तरह ठीक हो सकते हैं?
काले निशान अक्सर:
कुछ महीनों में हल्के हो जाते हैं
लेकिन गड्ढे वाले scars के लिए विशेष इलाज की जरूरत होती है।

इलाज कैसे होता है?
Acne scars का इलाज scar के प्रकार पर निर्भर करता है:
दाग के लिए क्रीम और सनस्क्रीन
केमिकल पील
माइक्रोनीडलिंग

लेजर ट्रीटमेंट
सब्सीजन जैसी प्रक्रियाएं
यह सब डॉक्टर की देखरेख में ही होता है।

घर पर क्या करें?

- पिंपल कभी न दबाएं
- सनस्क्रीन रोज लगाएं
- हल्का फेसवॉश उपयोग करें
- डॉक्टर की सलाह से क्रीम लगाएं
- धैर्य रखें

नींबू, टूथपेस्ट जैसे घरेलू उपाय न लगाएं
बचाव सबसे अच्छा इलाज है
अगर पिंपल को समय पर सही इलाज मिले, तो scar बनने से बचा जा सकता है।

निष्कर्ष: मुंहासों के बाद निशान बनना आम है, खासकर जब पिंपल दबाए जाएं या इलाज देर से हो।
सही स्किन केयर और डॉक्टर की मदद से दाग और scars दोनों को काफी हद तक सुधारा जा सकता है।

ऑयली स्किन की सही देखभाल

बहुत से लोग कहते हैं:
"मेरा चेहरा हमेशा चिपचिपा रहता है।"
"दिन में बार-बार तेल आ जाता है।"
"ऑयली स्किन की वजह से पिंपल निकलते हैं।"
ऐसी त्वचा को कहते हैं:
ऑयली स्किन (Oily Skin)
ऑयली स्किन होना कोई बीमारी नहीं है, लेकिन अगर सही देखभाल न हो तो यह मुंहासों और दागों का कारण बन सकती है।
आइए इसे आसान भाषा में समझते हैं।

ऑयली स्किन क्या होती है?
हमारी त्वचा में तेल बनाने वाली ग्रंथियाँ होती हैं जिन्हें कहते हैं:
Sebaceous Glands
ये ग्रंथियाँ प्राकृतिक तेल बनाती हैं जिसे कहते हैं:
Sebum
यह तेल त्वचा को:
नरम
सुरक्षित
चमकदार
रखने के लिए जरूरी है।
लेकिन जब यह तेल जरूरत से ज्यादा बनने लगे, तो त्वचा ऑयली हो जाती है।

ऑयली स्किन क्यों होती है?
ऑयली स्किन के कारण:

1. हार्मोनल बदलाव
टीनएज, पीरियड्स, PCOS आदि में तेल ज्यादा बनता है।

2. आनुवंशिक कारण
अगर माता-पिता की त्वचा ऑयली है, तो बच्चों में भी हो सकती है।

3. गर्मी और पसीना
गर्म मौसम में ग्रंथियाँ ज्यादा सक्रिय हो जाती हैं।

4. गलत स्किन केयर
बहुत ज्यादा चेहरा धोना या कठोर साबुन लगाना त्वचा को और तेल बनाने पर मजबूर करता है।

5. गलत क्रीम और मेकअप
Heavy creams और oily makeup पोर्स बंद कर देते हैं।
ऑयली स्किन में क्या समस्याएँ होती हैं?
ऑयली त्वचा में अक्सर:
पिंपल
ब्लैकहेड्स
व्हाइटहेड्स
खुले पोर्स
चमकदार चेहरा
होता है।
ऑयली स्किन की सही देखभाल
अब जानते हैं क्या करना चाहिए:

1. हल्का फेसवॉश दिन में 2 बार
बार-बार चेहरा धोना नुकसान कर सकता है।
माइल्ड cleanser सबसे अच्छा होता है।

2. मॉइस्चराइज़र जरूर लगाएं
बहुत लोग सोचते हैं ऑयली स्किन में मॉइस्चराइज़र नहीं चाहिए।
लेकिन सही oil-free moisturizer जरूरी है।

3. सनस्क्रीन लगाना न भूलें
ऑयली स्किन के लिए gel-based sunscreen बेहतर है।

4. तेल हटाने के लिए स्क्रब नहीं, संयम
बहुत ज्यादा scrubbing त्वचा को नुकसान करता है।
हफ्ते में 1 बार पर्याप्त है।

5. सही खानपान
कम करें:
तला-भुना
ज्यादा मीठा
जंक फूड
बढ़ाएं:
फल
सब्जियाँ
पानी

6. मेकअप हल्का रखें
Non-comedogenic products चुनें जो पोर्स बंद न करें।

7. पिंपल को न छुएं
चेहरे पर बार-बार हाथ लगाने से बैक्टीरिया बढ़ते हैं।
क्या घरेलू उपाय मदद करते हैं?
कुछ चीजें जैसे:
गुलाब जल
हल्का मुल्तानी मिट्टी मास्क
कभी-कभी मदद कर सकते हैं, लेकिन बहुत ज्यादा प्रयोग नुकसान कर सकता है।

निष्कर्ष
ऑयली स्किन एक सामान्य त्वचा प्रकार है।
सही देखभाल से इसे संतुलित रखा जा सकता है और पिंपल से बचा जा सकता है।
सबसे जरूरी है:

- gentle cleansing
- oil-free moisturizer
- सही खानपान
- धैर्य और नियमितता

गलत क्रीमों से बिगड़ती त्वचा

आजकल त्वचा को लेकर लोगों में बहुत चिंता रहती है।
हर कोई चाहता है:
तुरंत गोरी त्वचा
पिंपल जल्दी ठीक हों
दाग तुरंत मिट जाएं
इसी जल्दबाज़ी में लोग मेडिकल स्टोर या इंटरनेट से बिना सलाह के तरह-तरह की क्रीम लगाने लगते हैं।
लेकिन सच यह है कि:
गलत क्रीम त्वचा को सुधारने की बजाय बिगाड़ देती है।
आइए इसे आसान भाषा में समझते हैं।

लोग कौन सी क्रीमों का गलत इस्तेमाल करते हैं?
आज सबसे ज्यादा नुकसान हो रहा है इन क्रीमों से:
स्टेरॉयड क्रीम
फेयरनेस क्रीम
मिक्स क्रीम (3-4 दवाओं वाली)
बिना डॉक्टर सलाह की एंटीफंगल या एंटीबायोटिक क्रीम

लोग सोचते हैं "क्रीम है, नुकसान क्या होगा?"
पर त्वचा बहुत संवेदनशील अंग है।

स्टेरॉयड क्रीम सबसे खतरनाक क्यों है?
स्टेरॉयड क्रीम लगाने से शुरू में लगता है कि:
खुजली कम हो गई
दाग हल्के हो गए
त्वचा साफ हो गई
लेकिन यह सिर्फ अस्थायी राहत होती है।
कुछ समय बाद:
त्वचा पतली हो जाती है
चेहरे पर लाल नसें दिखने लगती हैं
पिंपल बढ़ जाते हैं

दाद फैल जाता है
त्वचा जलने लगती है
इसे कहते हैं:
Steroid Damaged Face

दाद में गलत क्रीम लगाने से क्या होता है?
बहुत लोग दाद में स्टेरॉयड मिली क्रीम लगा लेते हैं।
इससे:
दाद दब जाता है
लेकिन फंगस अंदर बढ़ता रहता है
बीमारी फैल जाती है
इलाज मुश्किल हो जाता है
इसलिए दाद में हमेशा सही डॉक्टर की दवा जरूरी है।
पिंपल में गलत क्रीम का असर
पिंपल में लोग तरह-तरह की घरेलू या तेज क्रीम लगा लेते हैं।
इससे:
त्वचा में जलन
सूजन
दाग
scars
बन सकते हैं।
गोरा करने वाली क्रीम का नुकसान
कई फेयरनेस क्रीमों में तेज केमिकल होते हैं।
लंबे समय तक लगाने से:
त्वचा संवेदनशील हो जाती है
धूप से जल्दी काली पड़ती है
दाग बढ़ जाते हैं
त्वचा का प्राकृतिक रंग खराब हो जाता है

लोग क्या गलतियाँ करते हैं?
- दोस्त या रिश्तेदार की क्रीम लगाना
- हर त्वचा अलग होती है।
- सोशल मीडिया के नुस्खों पर भरोसा करना
- "जल्दी असर" वाली दवाएँ लेना

लंबे समय तक बिना जांच के क्रीम लगाते रहना

सही तरीका क्या है?

- किसी भी क्रीम का उपयोग डॉक्टर की सलाह से करें
- चेहरे पर स्टेरॉयड कभी खुद से न लगाएं
- त्वचा की समस्या की जड़ समझें
- सनस्क्रीन और मॉइस्चराइज़र को प्राथमिकता दें
- इलाज में धैर्य रखें

कब डॉक्टर को दिखाना जरूरी है?

अगर त्वचा में:
बार-बार लालपन
जलन
दाग बढ़ना
दाद फैलना
चेहरे पर नसें दिखना
हो रहा हो, तो तुरंत त्वचा विशेषज्ञ से मिलें।

निष्कर्ष

गलत क्रीम त्वचा को जल्दी बिगाड़ सकती है और इलाज को कठिन बना सकती है।
त्वचा के लिए सबसे जरूरी है:

- सही सलाह
- सही दवा
- सही समय पर इलाज

त्वचा को प्रयोगशाला न बनाएं, डॉक्टर की देखरेख में ही उपचार करें।

भाग 5

दाग, धब्बे और रंग बदलने की समस्याएँ
(लेख 29–34)

मेलास्मा: चेहरे पर काले धब्बे क्यों होते हैं?

बहुत से लोगों की यह शिकायत होती है:
"चेहरे पर काले धब्बे पड़ गए हैं।"
"गालों पर रंग असमान हो गया है।"
"धूप में निकलते ही दाग बढ़ जाते हैं।"
"क्रीम लगाने के बाद भी फर्क नहीं पड़ रहा।"
चेहरे पर होने वाले ऐसे काले धब्बों की सबसे आम समस्या है:
मेलास्मा (Melasma)
इसे आम भाषा में लोग "झाइयाँ" या "धूप के दाग" भी कहते हैं।
आइए इसे आसान भाषा में समझते हैं।

मेलास्मा क्या होता है?
मेलास्मा त्वचा की एक स्थिति है जिसमें चेहरे पर:
भूरे या काले धब्बे
असमान रंग
पैच जैसे निशान
बन जाते हैं।
यह बीमारी नहीं बल्कि त्वचा में मेलेनिन बढ़ जाने की समस्या है।

मेलास्मा कहाँ होता है?
मेलास्मा अधिकतर चेहरे के इन हिस्सों में होता है:
गालों पर
माथे पर
नाक के ऊपर
ऊपरी होंठ के पास
ठोड़ी पर
यह महिलाओं में ज्यादा देखा जाता है।

मेलास्मा क्यों होता है?
मेलास्मा के मुख्य कारण:

1. धूप (Sun Exposure)
धूप की UV किरणें त्वचा में मेलेनिन बढ़ा देती हैं।
इसलिए मेलास्मा धूप में ज्यादा गहरा हो जाता है।

2. हार्मोनल बदलाव
महिलाओं में यह अक्सर होता है:
प्रेगनेंसी में
गर्भनिरोधक गोलियों से
पीरियड्स असंतुलन में
मेनोपॉज़ के आसपास
इसीलिए इसे "प्रेगनेंसी मास्क" भी कहा जाता है।

3. आनुवंशिक कारण
अगर परिवार में किसी को मेलास्मा है, तो दूसरों में भी होने की संभावना होती है।

4. गलत क्रीम और स्टेरॉयड
कुछ लोग जल्दी गोरा होने के लिए गलत क्रीम लगा लेते हैं।
इससे त्वचा संवेदनशील हो जाती है और दाग बढ़ सकते हैं।

5. तनाव और नींद की कमी
तनाव भी हार्मोन को प्रभावित करता है और मेलास्मा बढ़ा सकता है।

मेलास्मा छूत की बीमारी है क्या?
नहीं।
मेलास्मा बिल्कुल भी छूत की बीमारी नहीं है।
यह किसी को छूने से नहीं फैलता।

लोग क्या गलतियाँ करते हैं?
- घरेलू उपाय जैसे नींबू, ब्लीच लगाना

इससे त्वचा जल सकती है।
- बिना डॉक्टर सलाह के फेयरनेस क्रीम लगाना

इससे दाग और बढ़ जाते हैं।
- सनस्क्रीन न लगाना

यह सबसे बड़ी गलती है।

इलाज कैसे होता है?

मेलास्मा का इलाज धैर्य मांगता है।
इलाज में शामिल है:
नियमित सनस्क्रीन
दाग हल्के करने वाली क्रीम (डॉक्टर द्वारा)
केमिकल पील
लेजर (कुछ मामलों में)
हार्मोन जांच (जरूरत पर)
सबसे जरूरी है धूप से बचाव।
बचाव के उपाय

- रोज सनस्क्रीन लगाएं
- धूप में स्कार्फ या टोपी पहनें
- गलत क्रीम से बचें
- तनाव कम करें
- इलाज को नियमित जारी रखें

निष्कर्ष

मेलास्मा चेहरे पर होने वाले काले धब्बों की बहुत आम समस्या है, खासकर महिलाओं में।
यह धूप और हार्मोनल बदलाव से बढ़ता है।
सही देखभाल और धैर्य से इसे काफी हद तक नियंत्रित किया जा सकता है।

झाइयाँ और सनस्पॉट: सूरज का त्वचा पर असर

हम में से कई लोग कहते हैं:
"चेहरे पर छोटी-छोटी झाइयाँ पड़ गई हैं।"
"धूप में रहने से दाग बढ़ जाते हैं।"
"हाथों पर भी भूरे धब्बे आने लगे हैं।"
ये समस्याएँ अक्सर सूरज की किरणों के कारण होती हैं।
धूप त्वचा के लिए जरूरी भी है, लेकिन जरूरत से ज्यादा धूप त्वचा को नुकसान भी पहुंचाती है।
आइए समझते हैं:

झाइयाँ और सनस्पॉट क्या होते हैं और क्यों होते हैं?
झाइयाँ क्या होती हैं?
झाइयाँ त्वचा पर छोटे-छोटे भूरे या हल्के काले धब्बे होते हैं।
ये आमतौर पर दिखाई देते हैं:
चेहरे पर
नाक के ऊपर
गालों पर
हाथों पर
झाइयाँ ज्यादा उन लोगों में होती हैं जिनकी त्वचा धूप के प्रति संवेदनशील होती है।

सनस्पॉट क्या होते हैं?
सनस्पॉट को कहते हैं:
"Age Spots" या "Sun Spots"
ये धूप के कारण बनने वाले बड़े गहरे धब्बे होते हैं जो अक्सर उम्र बढ़ने के साथ दिखाई देते हैं।
ये ज्यादा होते हैं:
चेहरे पर
हाथों की पीठ पर
कंधों पर
गर्दन पर

सूरज त्वचा को कैसे प्रभावित करता है?
सूरज की रोशनी में होती हैं UV किरणें:
UVA
UVB
ये किरणें त्वचा में मेलेनिन बढ़ा देती हैं ताकि त्वचा खुद को बचा सके।
इसी कारण:
त्वचा टैन होती है
धब्बे बनते हैं
झाइयाँ बढ़ती हैं

झाइयाँ और सनस्पॉट क्यों बढ़ते हैं?
मुख्य कारण:

1. ज्यादा धूप में रहना
जो लोग रोज़ बाहर रहते हैं, उनमें यह ज्यादा होता है।

2. सनस्क्रीन का उपयोग न करना
सनस्क्रीन न लगाने से UV rays सीधे त्वचा को नुकसान पहुंचाती हैं।

3. आनुवंशिक कारण
कुछ लोगों में झाइयाँ परिवार से आती हैं।

4. उम्र बढ़ना
उम्र के साथ त्वचा की मरम्मत क्षमता कम होती है और सनस्पॉट बढ़ जाते हैं।

5. गलत क्रीम और ब्लीच
तेज केमिकल त्वचा को संवेदनशील बनाकर दाग बढ़ा देते हैं।

क्या ये समस्या खतरनाक है?
अधिकतर मामलों में झाइयाँ और सनस्पॉट गंभीर नहीं होते।
लेकिन अगर कोई धब्बा:
तेजी से बढ़े
रंग बदलने लगे
खून निकले

असमान आकार हो
तो डॉक्टर को दिखाना जरूरी है क्योंकि कभी-कभी त्वचा कैंसर का संकेत भी हो सकता है।

इलाज कैसे होता है?
इलाज में शामिल है:
नियमित सनस्क्रीन
दाग हल्के करने वाली क्रीम
केमिकल पील
लेजर उपचार (जरूरत पर)
लेकिन सबसे जरूरी है धूप से बचाव।
बचाव के उपाय

- सुबह बाहर निकलने से पहले सनस्क्रीन लगाएं
- टोपी, चश्मा, स्कार्फ का उपयोग करें
- धूप में लंबे समय तक न रहें
- त्वचा पर तेज केमिकल न लगाएं

निष्कर्ष
झाइयाँ और सनस्पॉट सूरज की UV किरणों के कारण होने वाले त्वचा के धब्बे हैं।
यह समस्या आम है और सही देखभाल से इसे काफी हद तक रोका और सुधारा जा सकता है।

सफेद दाग (Vitiligo): भ्रम और सच्चाई

त्वचा पर सफेद दाग दिखाई देना कई लोगों के लिए डर और चिंता का कारण बन जाता है।
लोग अक्सर सोचते हैं:
"क्या यह छूत की बीमारी है?"
"क्या यह फैल जाएगी?"
"क्या इसका इलाज संभव है?"
"लोग क्या कहेंगे?"
सफेद दाग को मेडिकल भाषा में कहते हैं:
विटिलिगो (Vitiligo)
इसके बारे में समाज में कई भ्रम फैले हुए हैं।
आइए सच्चाई को आसान भाषा में समझते हैं।

विटिलिगो क्या होता है?
विटिलिगो एक ऐसी स्थिति है जिसमें त्वचा के कुछ हिस्सों का रंग सफेद हो जाता है।
यह तब होता है जब त्वचा में रंग बनाने वाली कोशिकाएँ (Melanocytes) काम करना बंद कर देती हैं।
इस कारण उस जगह:
मेलेनिन नहीं बनता
त्वचा सफेद दिखने लगती है

क्या यह बीमारी छूत की है?
नहीं। बिल्कुल नहीं।
- विटिलिगो छूत की बीमारी नहीं है
- यह छूने से नहीं फैलता
- साथ खाने से नहीं फैलता
- कपड़े साझा करने से नहीं फैलता

यह केवल शरीर की अंदरूनी प्रक्रिया है।

विटिलिगो क्यों होता है?
इसके मुख्य कारण:

1. ऑटोइम्यून प्रतिक्रिया
कभी-कभी शरीर का इम्यून सिस्टम गलती से अपनी ही कोशिकाओं पर हमला कर देता है।

2. आनुवंशिक कारण
अगर परिवार में किसी को विटिलिगो है, तो संभावना बढ़ सकती है।

3. तनाव
कुछ लोगों में मानसिक तनाव से सफेद दाग बढ़ सकते हैं।

4. त्वचा पर चोट
कभी-कभी चोट या जलन के बाद उसी जगह सफेद दाग बन सकता है।

विटिलिगो कैसे शुरू होता है?
अक्सर यह शुरू होता है:
हाथों पर
चेहरे पर
आंखों के आसपास
होंठों के पास
घुटनों या कोहनी पर
दाग धीरे-धीरे बढ़ सकते हैं या कई बार स्थिर भी रहते हैं।
समाज में फैले भ्रम
भ्रम 1: यह कुष्ठ रोग है

- **गलत**

विटिलिगो का कुष्ठ से कोई संबंध नहीं।
भ्रम 2: यह हमेशा फैलता ही है

- **जरूरी नहीं**

बहुत से लोगों में दाग बढ़ते नहीं और नियंत्रित रहते हैं।
भ्रम 3: इसका इलाज नहीं होता

- **गलत**

आज कई इलाज उपलब्ध हैं जिससे दाग नियंत्रित हो सकते हैं।

इलाज कैसे होता है?

इलाज व्यक्ति और बीमारी की स्थिति पर निर्भर करता है:
दाग पर लगाने वाली क्रीम
फोटोथेरेपी (UV light treatment)
इम्यून सिस्टम नियंत्रित करने वाली दवाएँ
कुछ मामलों में सर्जरी
सबसे जरूरी है जल्दी इलाज और धैर्य।

मरीज को क्या ध्यान रखना चाहिए?

- **सनस्क्रीन लगाएं**
- **तनाव कम करें**
- **नियमित इलाज जारी रखें**
- **समाज के डर से नहीं, डॉक्टर की सलाह से चलें**

विटिलिगो जीवन के लिए खतरनाक नहीं, लेकिन आत्मविश्वास को प्रभावित कर सकता है।

निष्कर्ष

विटिलिगो यानी सफेद दाग एक ऑटोइम्यून त्वचा स्थिति है।
यह छूत की बीमारी नहीं है और इसका इलाज संभव है।
सबसे जरूरी है सही जानकारी और सकारात्मक दृष्टिकोण।

त्वचा का असमान रंग: कारण क्या हैं?

कई लोग शिकायत करते हैं:
"चेहरे का रंग एक जैसा नहीं रहा।"
"कहीं चेहरा काला है, कहीं हल्का।"
"गालों पर धब्बे हैं और बाकी त्वचा साफ।"
"गर्दन का रंग अलग हो गया है।"
इस स्थिति को कहते हैं:
त्वचा का असमान रंग (Uneven Skin Tone)
यह समस्या बहुत आम है और इसके पीछे कई कारण हो सकते हैं।
आइए इसे आसान भाषा में समझते हैं।

त्वचा का रंग असमान क्यों हो जाता है?
त्वचा का रंग बनता है मेलेनिन नामक पदार्थ से।
जब मेलेनिन किसी जगह ज्यादा बनने लगे और किसी जगह कम, तो त्वचा का रंग असमान दिखने लगता है।
त्वचा के असमान रंग के मुख्य कारण

1. धूप का असर
सबसे बड़ा कारण है सूरज की UV किरणें।
धूप से:
टैनिंग होती है
दाग बढ़ते हैं
चेहरा असमान हो जाता है
अगर सनस्क्रीन न लगाया जाए तो समस्या बढ़ती जाती है।

2. मेलास्मा और झाइयाँ
मेलास्मा में चेहरे पर भूरे धब्बे बनते हैं जिससे त्वचा का रंग पैच जैसा हो जाता है।

3. पिंपल के बाद निशान
मुंहासे ठीक होने के बाद त्वचा पर काले या लाल दाग रह जाते हैं।
इसे कहते हैं:

4. गलत क्रीम और स्टेरॉयड
कई लोग गोरा होने के लिए गलत क्रीम लगाते हैं।
इससे त्वचा:
पतली होती है
रंग बिगड़ता है
दाग बढ़ते हैं

5. एलर्जी या एक्ज़िमा के बाद
त्वचा में सूजन या खुजली के बाद रंग बदल सकता है।

6. हार्मोनल बदलाव
महिलाओं में हार्मोन असंतुलन से:
मेलास्मा
दाग
असमान रंग
हो सकता है, खासकर प्रेगनेंसी या PCOS में।

7. गर्दन का काला पड़ना
कुछ लोगों में गर्दन और बगल का हिस्सा काला हो जाता है।
यह संकेत हो सकता है:
मोटापा
इंसुलिन रेजिस्टेंस
डायबिटीज की शुरुआत

8. पोषण की कमी
विटामिन B12, आयरन या जिंक की कमी से त्वचा की चमक कम हो जाती है।

इलाज कैसे होता है?
असमान रंग का इलाज कारण के अनुसार होता है:
नियमित सनस्क्रीन
दाग हल्के करने वाली क्रीम
केमिकल पील

लेजर (कुछ मामलों में)
हार्मोन और पोषण जांच
सबसे जरूरी है सही निदान।

लोग क्या गलतियाँ करते हैं?

- नींबू, ब्लीच जैसे घरेलू उपाय
- जल्दी असर वाली क्रीम
- बिना सनस्क्रीन धूप में निकलना

ये सभी त्वचा को नुकसान पहुंचाते हैं।
बचाव के उपाय

- रोज सनस्क्रीन लगाएं
- त्वचा को मॉइस्चराइज़ रखें
- पिंपल को न दबाएं
- सही खानपान रखें
- डॉक्टर की सलाह से ही इलाज करें

निष्कर्ष

त्वचा का असमान रंग बहुत आम समस्या है, जो धूप, दाग, हार्मोन और गलत क्रीमों से हो सकती है।
सही देखभाल और धैर्य से त्वचा का रंग काफी हद तक सुधारा जा सकता है।

चोट या मुंहासों के बाद काले निशान क्यों बनते हैं?

बहुत बार ऐसा होता है कि:
पिंपल ठीक हो गया
खुजली ठीक हो गई
कोई चोट भर गई
लेकिन उसके बाद त्वचा पर काला निशान रह जाता है।
लोग परेशान होकर कहते हैं:
"दाग क्यों रह गया?"
"यह निशान कब जाएगा?"
"चेहरे की रंगत खराब हो गई है।"
इस समस्या को मेडिकल भाषा में कहा जाता है:
पोस्ट-इंफ्लेमेटरी हाइपरपिग्मेंटेशन (PIH)
यानि सूजन के बाद बनने वाला काला दाग।
आइए इसे आसान भाषा में समझते हैं।

काले निशान क्यों बनते हैं?

जब त्वचा में कोई चोट, पिंपल या सूजन होती है, तो त्वचा खुद को ठीक करने की कोशिश करती है।
इस प्रक्रिया में त्वचा में रंग बनाने वाला पदार्थ मेलेनिन ज्यादा बनने लगता है।
इससे उस जगह:
काला निशान
भूरा धब्बा
लालपन
रह जाता है।
यह शरीर की प्राकृतिक प्रतिक्रिया है।
किन स्थितियों के बाद निशान बनते हैं?

1. पिंपल या एक्ने के बाद

मुंहासे के बाद दाग रहना सबसे आम बात है।

2. फोड़ा या संक्रमण के बाद
जब त्वचा में पस वाला संक्रमण ठीक होता है, तब भी निशान रह सकता है।

3. खुजली और खरोंच के बाद
बार-बार खुजलाने से त्वचा टूटती है और बाद में वहां दाग बन जाता है।

4. जलने या चोट के बाद
छोटी चोट भी कभी-कभी निशान छोड़ जाती है।

5. एक्ज़िमा या एलर्जी के बाद
सूजन कम हो जाती है, लेकिन रंग कुछ समय तक बदल सकता है।
सांवली त्वचा में दाग ज्यादा क्यों बनते हैं?
जिन लोगों की त्वचा में मेलेनिन ज्यादा होता है, उनमें दाग जल्दी और गहरे बन जाते हैं।
इसलिए भारतीय त्वचा में PIH आम है।

क्या ये निशान स्थायी होते हैं?
अधिकतर मामलों में ये निशान स्थायी नहीं होते।
सही देखभाल से धीरे-धीरे हल्के हो जाते हैं
लेकिन इसमें समय लगता है — कई हफ्तों से लेकर कुछ महीनों तक।

लोग क्या गलतियाँ करते हैं?
- निशान पर नींबू या ब्लीच लगाना

इससे त्वचा जल सकती है और दाग बढ़ सकता है।
- बार-बार स्क्रब करना

यह सूजन बढ़ाकर निशान गहरा कर सकता है।
- बिना सलाह के स्टेरॉयड क्रीम लगाना

इससे त्वचा और खराब हो सकती है।

इलाज कैसे होता है?
इलाज में शामिल हो सकता है:
नियमित सनस्क्रीन
दाग हल्के करने वाली क्रीम
विटामिन C या रेटिनॉइड क्रीम (डॉक्टर की सलाह से)
केमिकल पील

लेजर उपचार (जरूरत पर)
सबसे जरूरी है धैर्य और नियमितता।

बचाव कैसे करें?

- पिंपल को न दबाएं
- खुजलाएं नहीं
- चोट को जल्दी ठीक करें
- सनस्क्रीन रोज लगाएं
- त्वचा को मॉइस्चराइज़ रखें

निष्कर्ष
चोट या मुंहासों के बाद काले निशान बनना आम बात है।
यह त्वचा की प्राकृतिक healing प्रक्रिया का हिस्सा है।
सही देखभाल, सनस्क्रीन और डॉक्टर की सलाह से ये निशान काफी हद तक ठीक हो सकते हैं।

त्वचा को गोरा करने वाली क्रीम: लाभ या नुकसान?

आज के समय में बाजार में हजारों क्रीम मिलती हैं जो दावा करती हैं:
"7 दिन में गोरी त्वचा"
"दाग हटाएं तुरंत"
"फेयरनेस बढ़ाएं"
"चेहरा चमकाएं"
बहुत लोग इन्हें बिना सोचे-समझे इस्तेमाल करने लगते हैं क्योंकि समाज में अब भी गोरे रंग को सुंदरता से जोड़ दिया गया है।

लेकिन सवाल यह है:
क्या गोरा करने वाली क्रीम सच में लाभ देती है या नुकसान?
आइए इसे आसान भाषा में समझते हैं।

त्वचा का रंग क्या तय करता है?
सबसे पहले यह समझना जरूरी है कि त्वचा का रंग प्राकृतिक होता है।
त्वचा का रंग बनता है:

मेलेनिन (Melanin)
जिस व्यक्ति में मेलेनिन ज्यादा होता है, त्वचा गहरी होती है।
और जिसमें कम होता है, त्वचा हल्की होती है।
यह कोई बीमारी नहीं है, बल्कि शरीर की सुरक्षा प्रणाली है।

फेयरनेस क्रीम कैसे काम करती हैं?
कुछ क्रीम:
त्वचा की ऊपरी परत को अस्थायी रूप से हल्का करती हैं
धूप से बचाने का दावा करती हैं
रंग दबाने वाले केमिकल डालती हैं
कुछ मामलों में ये हल्का असर दिखा सकती हैं, लेकिन स्थायी गोरा रंग संभव नहीं होता।

असली खतरा कहाँ है?
बाजार में कई क्रीमों में छिपे होते हैं हानिकारक तत्व:

1. स्टेरॉयड
स्टेरॉयड क्रीम से त्वचा थोड़ी देर साफ लगती है लेकिन बाद में:
त्वचा पतली हो जाती है
चेहरे पर लाल नसें दिखने लगती हैं
पिंपल बढ़ जाते हैं
त्वचा जलने लगती है

2. हाइड्रोक्विनोन
यह दाग हल्का करने में उपयोग होता है, लेकिन गलत उपयोग से:
त्वचा काली भी पड़ सकती है
जलन और एलर्जी हो सकती है

3. मर्करी (Mercury)
कुछ अवैध क्रीमों में पारा होता है जो:
किडनी को नुकसान पहुंचा सकता है
त्वचा को स्थायी रूप से बिगाड़ सकता है

लंबे समय तक इस्तेमाल करने से क्या नुकसान होते हैं?
गलत फेयरनेस क्रीम लगाने से हो सकता है:
त्वचा की प्राकृतिक चमक खत्म
दाग और बढ़ जाना
एलर्जी और खुजली
रैश और जलन
चेहरे पर पिंपल
धूप से ज्यादा नुकसान
त्वचा जल्दी बूढ़ी दिखना

लोग क्या गलतियाँ करते हैं?
- बिना डॉक्टर सलाह के क्रीम लेना
- "जल्दी असर" वाली क्रीम पर भरोसा करना
- सोशल मीडिया विज्ञापनों से प्रभावित होना
- लंबे समय तक इस्तेमाल करना

सही तरीका क्या है?
त्वचा को सुंदर बनाने का सही मतलब है:

स्वस्थ त्वचा, न कि गोरी त्वचा
सही उपाय:
रोज सनस्क्रीन
पर्याप्त पानी
संतुलित भोजन
नींद पूरी
तनाव कम
डॉक्टर द्वारा सुझाई गई क्रीम
कब डॉक्टर की सलाह जरूरी है?
यदि क्रीम लगाने के बाद:
जलन
लालपन
दाने
त्वचा पतली होना
रंग बिगड़ना
हो, तो तुरंत डॉक्टर से मिलें।

निष्कर्ष
त्वचा को गोरा करने वाली क्रीम अक्सर लाभ से ज्यादा नुकसान कर सकती हैं, खासकर अगर उनमें स्टेरॉयड या हानिकारक केमिकल हों।
असल सुंदरता रंग में नहीं, त्वचा के स्वास्थ्य में होती है।

भाग 6

ऑटोइम्यून और लंबे चलने वाले रोग (लेख 35–39)

सोरायसिस: केवल स्किन रोग नहीं

बहुत से लोग त्वचा पर मोटी परत, खुजली और लाल चकत्ते देखकर सोचते हैं कि यह सिर्फ एक साधारण त्वचा रोग है।
लेकिन जब यह समस्या बार-बार होती है और धीरे-धीरे बढ़ने लगती है, तो कई बार कारण होता है:
सोरायसिस (Psoriasis)
सोरायसिस केवल त्वचा की बीमारी नहीं, बल्कि यह शरीर के अंदर की एक इम्यून सिस्टम से जुड़ी समस्या है।
आइए इसे आसान भाषा में समझते हैं।

सोरायसिस क्या होता है?
सोरायसिस एक लंबे समय तक चलने वाला त्वचा रोग है जिसमें शरीर का इम्यून सिस्टम त्वचा की कोशिकाओं को तेजी से बनाने लगता है।
सामान्य तौर पर त्वचा की कोशिकाएँ लगभग 3–4 हफ्तों में बदलती हैं।
लेकिन सोरायसिस में यह प्रक्रिया 3–4 दिन में हो जाती है।
इस कारण त्वचा पर:
मोटी परत
सफेद पपड़ी
लाल चकत्ते
बन जाते हैं।

सोरायसिस कैसे दिखता है?
सोरायसिस में त्वचा पर:
लाल मोटे पैच
ऊपर से सफेद परत
खुजली
जलन
कभी-कभी खून भी आ सकता है
होता है।
यह समस्या अक्सर बार-बार लौटती है।

यह शरीर के किन हिस्सों में होता है?
सोरायसिस अधिकतर होता है:
सिर की त्वचा (स्कैल्प)
कोहनी पर
घुटनों पर
पीठ पर
नाखूनों में
हाथ-पैर की हथेली पर

क्या यह छूत की बीमारी है?
नहीं।
सोरायसिस बिल्कुल भी छूत की बीमारी नहीं है।

- यह छूने से नहीं फैलता
- कपड़े साझा करने से नहीं फैलता
- साथ रहने से नहीं होता

यह इम्यून सिस्टम की अंदरूनी समस्या है।

सोरायसिस क्यों होता है?
इसके मुख्य कारण:

1. आनुवंशिक असर
अगर परिवार में किसी को यह रोग है, तो संभावना बढ़ जाती है।

2. इम्यून सिस्टम की गड़बड़ी
शरीर अपनी ही त्वचा पर प्रतिक्रिया करने लगता है।

3. तनाव
मानसिक तनाव सोरायसिस को बढ़ा देता है।

4. मौसम
सर्दियों में यह ज्यादा बढ़ सकता है।

5. संक्रमण
गले का संक्रमण या अन्य बीमारी इसके ट्रिगर बन सकते हैं।
क्या सोरायसिस सिर्फ त्वचा तक सीमित है?

नहीं।
कुछ लोगों में यह जोड़ों को भी प्रभावित कर सकता है जिसे कहते हैं:
Psoriatic Arthritis
इसमें:
जोड़ों में दर्द
सूजन
अकड़न
हो सकती है।
इसलिए इसे केवल स्किन रोग नहीं कहना चाहिए।
इलाज कैसे होता है?
सोरायसिस का इलाज पूरी तरह खत्म करने वाला नहीं, लेकिन नियंत्रित करने वाला होता है।
इलाज में शामिल है:
विशेष क्रीम और लोशन
फोटोथेरेपी
इम्यून नियंत्रित करने वाली दवाएँ
तनाव प्रबंधन
सही जीवनशैली
डॉक्टर की निगरानी जरूरी होती है।

मरीज क्या ध्यान रखें?

- त्वचा को मॉइस्चराइज़ रखें
- तनाव कम करें
- धूम्रपान और शराब से बचें
- दवा नियमित लें
- लोगों के डर से नहीं, इलाज से चलें

निष्कर्ष

सोरायसिस एक पुरानी लेकिन नियंत्रित होने वाली बीमारी है।
यह केवल त्वचा नहीं, इम्यून सिस्टम से जुड़ा रोग है।
सही जानकारी, सही इलाज और सकारात्मक सोच से मरीज सामान्य जीवन जी सकता है।

लुपस: त्वचा और शरीर दोनों पर असर

कुछ त्वचा रोग केवल बाहर तक सीमित नहीं रहते, बल्कि शरीर के अंदर भी असर डालते हैं।
ऐसी ही एक बीमारी है:
लुपस (Lupus)
लुपस एक ऐसी स्थिति है जिसमें त्वचा के साथ-साथ शरीर के कई अंग भी प्रभावित हो सकते हैं।
आइए इसे आसान भाषा में समझते हैं।

लुपस क्या होता है?
लुपस एक ऑटोइम्यून बीमारी है।
ऑटोइम्यून का मतलब होता है:
जब शरीर का इम्यून सिस्टम गलती से अपने ही शरीर पर हमला करने लगे।
लुपस में शरीर:
त्वचा
जोड़ों
किडनी
दिल
फेफड़ों
पर असर डाल सकता है।

लुपस त्वचा पर कैसे दिखाई देता है?
लुपस के कई लक्षण त्वचा पर दिख सकते हैं:

1. चेहरे पर तितली जैसा लाल दाग
सबसे प्रसिद्ध लक्षण है:
नाक और गालों पर लाल चकत्ता
जिसे कहते हैं:
Butterfly Rash

2. धूप से एलर्जी
लुपस में धूप से त्वचा की समस्या बढ़ जाती है।
धूप में निकलने से:
दाने बढ़ सकते हैं
लालिमा बढ़ जाती है

3. बाल झड़ना
कई मरीजों में बाल झड़ने की समस्या भी होती है।
4. मुंह में छाले
लुपस में बार-बार मुंह में घाव हो सकते हैं।
शरीर पर क्या असर हो सकता है?
लुपस केवल त्वचा तक सीमित नहीं रहता।
इसमें हो सकता है:
जोड़ों में दर्द और सूजन
लगातार थकान
बुखार
किडनी की समस्या
सांस में तकलीफ
इसलिए इसे गंभीर बीमारी माना जाता है।

लुपस किसे ज्यादा होता है?
लुपस अधिकतर होता है:
महिलाओं में
15 से 45 वर्ष की उम्र में
जिनके परिवार में ऑटोइम्यून रोग हो

क्या यह छूत की बीमारी है?
नहीं।
लुपस बिल्कुल भी छूत की बीमारी नहीं है।
- यह किसी को छूने से नहीं फैलता
- यह संक्रमण नहीं है

यह शरीर की इम्यून प्रतिक्रिया का रोग है।

लुपस क्यों होता है?
लुपस के कारण पूरी तरह स्पष्ट नहीं हैं, लेकिन कुछ ट्रिगर हो सकते हैं:

आनुवंशिक कारण
हार्मोन
तनाव
धूप
कुछ संक्रमण

इलाज कैसे होता है?
लुपस का इलाज लंबे समय तक चलता है और डॉक्टर की निगरानी जरूरी होती है।
इलाज में शामिल हो सकता है:
इम्यून सिस्टम नियंत्रित करने वाली दवाएँ
सूजन कम करने की दवाएँ
सनस्क्रीन और धूप से बचाव
नियमित जांच
लुपस को पूरी तरह खत्म नहीं किया जा सकता, लेकिन नियंत्रित किया जा सकता है।

मरीज को क्या ध्यान रखना चाहिए?
- धूप से बचें
- दवा नियमित लें
- तनाव कम करें
- डॉक्टर की नियमित जांच कराएं
- शरीर के लक्षणों को नजरअंदाज न करें

निष्कर्ष
लुपस एक ऑटोइम्यून बीमारी है जो त्वचा के साथ-साथ शरीर के अंदरूनी अंगों को भी प्रभावित कर सकती है।
समय पर पहचान और सही इलाज से मरीज सामान्य जीवन जी सकता है।

लाइकेन प्लेनसः खुजली वाले लाल-बैंगनी दाने

कई बार लोगों की त्वचा पर अचानक छोटे-छोटे दाने निकल आते हैं जो:
बहुत खुजली करते हैं
लाल या बैंगनी रंग के होते हैं
धीरे-धीरे फैलने लगते हैं
ऐसी स्थिति में एक संभावित कारण हो सकता है:
लाइकेन प्लेनस (Lichen Planus)
यह एक ऐसी त्वचा समस्या है जो लंबे समय तक चल सकती है और कभी-कभी मुंह या नाखूनों को भी प्रभावित कर सकती है।
आइए इसे आसान भाषा में समझते हैं।

लाइकेन प्लेनस क्या होता है?
लाइकेन प्लेनस एक प्रकार की सूजन वाली त्वचा बीमारी है।
यह भी एक ऑटोइम्यून प्रतिक्रिया मानी जाती है, जिसमें शरीर का इम्यून सिस्टम त्वचा की कोशिकाओं पर हमला करने लगता है।
यह संक्रमण नहीं है और छूत की बीमारी भी नहीं है।

लाइकेन प्लेनस कैसे दिखता है?
इसमें त्वचा पर दाने होते हैं:
छोटे और सपाट
लाल, बैंगनी या गहरे रंग के
बहुत खुजली वाले
चमकदार सतह वाले
कभी-कभी दाने आपस में मिलकर बड़े पैच बना देते हैं।

यह शरीर के किन हिस्सों में होता है?
लाइकेन प्लेनस अधिकतर होता है:
कलाई पर
टखनों पर
पैरों पर
कमर के आसपास
पीठ पर

क्या यह मुंह में भी हो सकता है?
हाँ।
कुछ लोगों में यह मुंह के अंदर सफेद जाली जैसी परत बना देता है।
इसे कहते हैं:
Oral Lichen Planus
इसमें:
मुंह में जलन
छाले
खाने में परेशानी
हो सकती है।
नाखून और बालों पर असर
कुछ मामलों में यह:
नाखूनों को कमजोर
उनमें लाइनें
बालों की जड़ों पर असर
भी कर सकता है।

लाइकेन प्लेनस क्यों होता है?

इसके स्पष्ट कारण हमेशा नहीं मिलते, लेकिन ट्रिगर हो सकते हैं:
तनाव
कुछ दवाइयाँ
हेपेटाइटिस C संक्रमण (कुछ मामलों में)
इम्यून सिस्टम की गड़बड़ी

क्या यह छूत की बीमारी है?

नहीं।

- यह छूने से नहीं फैलता
- यह संक्रमण नहीं है
- यह किसी को देने से नहीं होता

यह शरीर की अंदरूनी प्रतिक्रिया है।

इलाज कैसे होता है?

लाइकेन प्लेनस का इलाज लक्षणों के अनुसार किया जाता है:
खुजली कम करने की दवाएँ
सूजन कम करने वाली क्रीम
गंभीर मामलों में इम्यून नियंत्रित करने वाली दवाएँ

मुंह के लिए विशेष जेल या कुल्ले
यह बीमारी कई बार अपने आप भी धीरे-धीरे ठीक हो जाती है, लेकिन समय लगता है।

मरीज क्या ध्यान रखें?

- खुजलाएं नहीं
- तनाव कम करें
- नियमित इलाज करें
- मुंह में दाने हों तो मसालेदार भोजन से बचें
- डॉक्टर की निगरानी में रहें

निष्कर्ष

लाइकेन प्लेनस एक खुजली वाली सूजन की बीमारी है जो त्वचा और कभी-कभी मुंह को प्रभावित करती है।
यह छूत की बीमारी नहीं है और सही इलाज से नियंत्रित हो सकती है।

स्क्लेरोडर्मा: त्वचा का कठोर होना

कुछ लोगों को यह शिकायत होती है कि उनकी त्वचा:
मोटी और कड़ी हो रही है
खिंचाव महसूस होता है
उंगलियाँ सख्त हो रही हैं
चेहरे की त्वचा कसने लगी है
ऐसी स्थिति में एक दुर्लभ लेकिन महत्वपूर्ण बीमारी हो सकती है:
स्क्लेरोडर्मा (Scleroderma)
यह बीमारी केवल त्वचा तक सीमित नहीं रह सकती, बल्कि शरीर के अंदर भी असर डाल सकती है।
आइए इसे आसान भाषा में समझते हैं।

स्क्लेरोडर्मा क्या होता है?
स्क्लेरोडर्मा एक ऑटोइम्यून बीमारी है।
इसमें शरीर का इम्यून सिस्टम गलती से त्वचा और शरीर के टिशू पर हमला करता है।
इससे शरीर में एक पदार्थ ज्यादा बनने लगता है जिसे कहते हैं:
कोलेजन (Collagen)
कोलेजन ज्यादा बनने से त्वचा मोटी और सख्त हो जाती है।

स्क्लेरोडर्मा कैसे दिखता है?
इस बीमारी में त्वचा पर यह बदलाव होते हैं:
त्वचा का कठोर होना
चमकदार और तनी हुई त्वचा
रंग बदलना
उंगलियों का कड़ा हो जाना
हाथ-पैर में सूजन
कुछ लोगों में चेहरे पर त्वचा खिंचने से भाव बदल सकते हैं।
इसके प्रकार
स्क्लेरोडर्मा दो मुख्य प्रकार का होता है:

1. लोकलाइज्ड स्क्लेरोडर्मा
यह केवल त्वचा तक सीमित रहता है।
इसमें शरीर पर मोटे पैच बन सकते हैं।

2. सिस्टेमिक स्क्लेरोडर्मा
यह ज्यादा गंभीर होता है क्योंकि यह शरीर के अंदर भी असर डाल सकता है।
जैसे:
फेफड़े
दिल
किडनी
पाचन तंत्र
अंदरूनी लक्षण क्या हो सकते हैं?
सिस्टेमिक प्रकार में हो सकता है:
सांस फूलना
निगलने में कठिनाई
जोड़ों में दर्द
थकान
हाथों में ठंड से रंग बदलना (Raynaud phenomenon)
क्या यह छूत की बीमारी है?
नहीं।
स्क्लेरोडर्मा छूत की बीमारी नहीं है।

- यह छूने से नहीं फैलता
- यह संक्रमण नहीं है

यह एक इम्यून सिस्टम की बीमारी है।

स्क्लेरोडर्मा क्यों होता है?
इसके कारण पूरी तरह स्पष्ट नहीं हैं, लेकिन इसमें भूमिका हो सकती है:
आनुवंशिक कारण
इम्यून सिस्टम असंतुलन
हार्मोन
पर्यावरणीय कारण
यह महिलाओं में ज्यादा पाया जाता है।

इलाज कैसे होता है?

स्क्लेरोडर्मा का इलाज पूरी तरह खत्म करने वाला नहीं, लेकिन नियंत्रित करने वाला होता है।

इलाज में शामिल है:

इम्यून नियंत्रित करने वाली दवाएँ

त्वचा को नरम रखने वाली क्रीम

फिजियोथेरेपी

अंगों की नियमित जांच

लक्षणों के अनुसार इलाज

मरीज को क्या ध्यान रखना चाहिए?

- ठंड से बचें
- त्वचा को मॉइस्चराइज़ रखें
- नियमित डॉक्टर जांच कराएं
- सांस या निगलने की समस्या को नजरअंदाज न करें
- तनाव कम करें

निष्कर्ष

स्क्लेरोडर्मा एक दुर्लभ लेकिन गंभीर ऑटोइम्यून बीमारी है जिसमें त्वचा कठोर हो जाती है और कभी-कभी शरीर के अंदर भी असर पड़ता है। समय पर पहचान और इलाज से मरीज बेहतर जीवन जी सकता है।

लंबे समय तक चलने वाली त्वचा सूजन कब चिंता करनी चाहिए?

हमारी त्वचा पर कभी-कभी हल्की सूजन, लालपन या खुजली होना सामान्य है।
लेकिन कुछ लोगों में त्वचा की सूजन:
महीनों तक बनी रहती है
बार-बार लौट आती है
ठीक होकर फिर शुरू हो जाती है
ऐसी स्थिति को कहते हैं:
Chronic Skin Inflammation
यानि लंबे समय तक चलने वाली त्वचा की सूजन।
आइए इसे आसान भाषा में समझते हैं।

त्वचा में सूजन क्या होती है?
सूजन का मतलब है:
जब त्वचा की अंदरूनी परत में प्रतिक्रिया हो जाती है और वहां:
लालपन
गर्माहट
खुजली
सूजन
परत बनना
जैसे लक्षण दिखाई देने लगते हैं।
यह शरीर का संकेत है कि त्वचा में कुछ असंतुलन चल रहा है।

त्वचा की सूजन लंबे समय तक क्यों रहती है?
कुछ त्वचा रोग ऐसे होते हैं जो जल्दी नहीं जाते और लंबे समय तक चलते हैं।
इसके मुख्य कारण:
1. एक्ज़िमा
एक्ज़िमा में त्वचा बार-बार सूखती है, खुजली होती है और सूजन लौट आती है।

2. सोरायसिस
सोरायसिस में मोटी परत और लाल पैच लंबे समय तक बने रहते हैं।
3. एलर्जी और पित्ती
कुछ लोगों में एलर्जी का कारण लगातार मौजूद रहता है, जिससे समस्या बार-बार होती है।
4. ऑटोइम्यून रोग
लुपस, स्क्लेरोडर्मा, लाइकेन प्लेनस जैसे रोगों में सूजन लंबे समय तक रह सकती है।
5. लंबे समय तक इंफेक्शन
अगर फंगल या बैक्टीरियल संक्रमण ठीक से न हो, तो सूजन बनी रहती है।
6. गलत क्रीम और स्टेरॉयड
बार-बार गलत क्रीम लगाने से त्वचा खराब होती जाती है और सूजन बढ़ती है।

लंबे समय की सूजन में क्या लक्षण हो सकते हैं?
त्वचा पर मोटी परत बनना
बार-बार खुजली
रंग बदल जाना
त्वचा फट जाना
जलन और दर्द
घाव बन जाना
ऐसी त्वचा समस्या व्यक्ति के आत्मविश्वास को भी प्रभावित कर सकती है।

कब चिंता करनी चाहिए?
अगर सूजन:
2–3 हफ्ते में ठीक न हो
लगातार फैल रही हो
चेहरे या जननांग क्षेत्र में हो
बुखार या कमजोरी के साथ हो
जोड़ों में दर्द भी हो
बार-बार लौट रही हो
तो डॉक्टर को दिखाना जरूरी है।

इलाज कैसे होता है?
लंबे समय की त्वचा सूजन का इलाज कारण पर निर्भर करता है:

सही डायग्नोसिस
सूजन कम करने वाली क्रीम
एलर्जी की पहचान
इम्यून सिस्टम नियंत्रित करने वाली दवाएँ
मॉइस्चराइज़र और स्किन केयर
तनाव नियंत्रण
यह इलाज हमेशा डॉक्टर की निगरानी में होना चाहिए।

मरीज क्या ध्यान रखें?

- त्वचा को नियमित मॉइस्चराइज़ करें
- खुजलाने से बचें
- तेज साबुन और केमिकल से दूर रहें
- तनाव कम करें
- इलाज अधूरा न छोड़ें
- सही डॉक्टर से नियमित फॉलोअप रखें

निष्कर्ष

लंबे समय तक चलने वाली त्वचा सूजन एक संकेत है कि त्वचा में कोई अंदरूनी समस्या है।

सही पहचान, सही इलाज और धैर्य से इसे नियंत्रित किया जा सकता है और जीवन सामान्य बनाया जा सकता है।

भाग 7

उम्र के अनुसार त्वचा समस्याएँ (लेख 40–44)

बच्चों में होने वाले आम त्वचा रोग

बच्चों की त्वचा बहुत कोमल और संवेदनशील होती है।
इसलिए बच्चों में त्वचा की समस्याएँ जल्दी हो सकती हैं।
अक्सर माता-पिता परेशान होकर पूछते हैं:
"बच्चे को खुजली क्यों हो रही है?"
"त्वचा पर दाने क्यों निकल आए?"
"क्या यह छूत की बीमारी है?"
"क्या यह अपने आप ठीक हो जाएगा?"
बच्चों में कई त्वचा रोग सामान्य होते हैं और सही देखभाल से ठीक हो जाते हैं।
आइए बच्चों में होने वाले आम त्वचा रोगों को आसान भाषा में समझते हैं।

1. एटोपिक डर्मेटाइटिस (बच्चों का एक्ज़िमा)

यह बच्चों में सबसे आम त्वचा समस्या है।
इसमें:
त्वचा सूखी रहती है
खुजली बहुत होती है
लाल चकत्ते बनते हैं
यह एलर्जी और आनुवंशिक कारणों से जुड़ा होता है।

2. इम्पेटिगो

यह बैक्टीरियल इंफेक्शन है जो बच्चों में जल्दी फैलता है।
इसमें:
पानी या पस वाले छाले
पीली पपड़ी
चेहरे के आसपास दाने
होते हैं।
यह छूत की बीमारी है और इलाज जरूरी है।

3. खाज (Scabies)

अगर बच्चा रात में बहुत खुजलाता हो और परिवार में अन्य लोगों को भी खुजली हो, तो यह खाज हो सकती है।
यह छोटे कीड़ों से होती है और जल्दी फैलती है।

4. फंगल इंफेक्शन (दाद)
बच्चों में भी फंगल संक्रमण हो सकता है, खासकर बरसात में।
इसमें:
गोल लाल चकत्ते
खुजली
फैलाव
होता है।
5. चिकनपॉक्स (चेचक)
चिकनपॉक्स में:
बुखार
शरीर पर पानी वाले फफोले
खुजली
होती है।
यह वायरल बीमारी है और बच्चों में आम है।
6. डायपर रैश
छोटे बच्चों में डायपर पहनने की वजह से त्वचा में जलन हो सकती है।
इसमें:
लालपन
जलन
दाने
हो सकते हैं।
साफ-सफाई और सही क्रीम से यह ठीक हो जाता है।
7. घमौरियां (Heat Rash)
गर्मी में बच्चों को पसीने से छोटे लाल दाने हो जाते हैं।
यह सामान्य है और शरीर ठंडा रखने से ठीक हो जाता है।

माता-पिता क्या ध्यान रखें?
- बच्चे की त्वचा साफ और सूखी रखें
- ज्यादा साबुन न लगाएं
- नाखून छोटे रखें ताकि बच्चा खुजलाए नहीं
- किसी भी दाने में खुद से क्रीम न लगाएं
- संक्रमण फैल रहा हो तो डॉक्टर को दिखाएं

कब डॉक्टर को दिखाना जरूरी है?
अगर:

दाने तेजी से फैलें
बुखार हो
पस बने
बच्चा बहुत परेशान हो
खुजली लगातार बनी रहे
तो त्वचा विशेषज्ञ से सलाह जरूरी है।

निष्कर्ष
बच्चों में त्वचा रोग आम हैं और अधिकतर सही देखभाल से ठीक हो जाते हैं।
लेकिन समय पर पहचान और सही इलाज जरूरी है ताकि समस्या बढ़े नहीं।

लेख 41

टीनएज में स्किन की परेशानियाँ

टीनएज यानी किशोरावस्था जीवन का वह समय है जब शरीर तेजी से बदलता है।
इस उम्र में सिर्फ लंबाई और आवाज नहीं बदलती, बल्कि त्वचा में भी कई बदलाव आते हैं।
बहुत से किशोर परेशान रहते हैं:
"मेरे चेहरे पर पिंपल क्यों निकल रहे हैं?"
"स्किन ऑयली क्यों हो गई?"
"डैंड्रफ और खुजली क्यों बढ़ गई?"
"चेहरे पर दाग क्यों पड़ रहे हैं?"
टीनएज में त्वचा की समस्याएँ बहुत सामान्य होती हैं।
आइए इसे आसान भाषा में समझते हैं।

टीनएज में त्वचा क्यों बदलती है?
टीनएज में शरीर में हार्मोन तेजी से बढ़ते हैं।
इन हार्मोन का असर त्वचा की तेल ग्रंथियों पर पड़ता है।
तेल ज्यादा बनने लगता है, जिससे:
ऑयली स्किन
पिंपल
ब्लैकहेड्स
होने लगते हैं।
टीनएज की सबसे आम त्वचा समस्याएँ
1. मुंहासे (Acne)
सबसे आम समस्या है पिंपल।
इसमें:
चेहरे पर दाने
पस वाले पिंपल
ब्लैकहेड्स
हो सकते हैं।
गलती से दबाने पर निशान भी पड़ जाते हैं।
2. ऑयली स्किन और खुले पोर्स
तेल ज्यादा बनने से त्वचा चिपचिपी रहती है और पोर्स बड़े दिखते हैं।

3. डैंड्रफ और स्कैल्प एक्ने
टीनएज में सिर की त्वचा भी ऑयली होती है, जिससे:
डैंड्रफ
खुजली
स्कैल्प पर दाने
हो सकते हैं।
4. पसीने से रैश और घमौरियां
गर्मी में पसीने से शरीर पर छोटे लाल दाने निकल सकते हैं।
5. टैनिंग और धूप के दाग
टीनएज में बाहर खेलकूद ज्यादा होता है, जिससे त्वचा धूप से काली पड़ सकती है।
सनस्क्रीन जरूरी है।
6. शरीर की दुर्गंध और पसीना
हार्मोनल बदलाव से पसीना बढ़ता है और बदबू भी हो सकती है।
साफ-सफाई जरूरी है।

टीनएज में क्या गलतियाँ होती हैं?
- बार-बार पिंपल दबाना
- तेज स्क्रब और घरेलू उपाय
- दोस्तों की क्रीम इस्तेमाल करना
- स्टेरॉयड क्रीम लगाना
- बहुत ज्यादा फेसवॉश से चेहरा रगड़ना

इनसे त्वचा और बिगड़ सकती है।

सही देखभाल क्या है?
- दिन में 2 बार हल्का फेसवॉश
- तेलीय त्वचा के लिए जेल मॉइस्चराइज़र
- रोज सनस्क्रीन
- संतुलित आहार
- नींद पूरी
- तनाव कम
- पिंपल को न छुएं

कब डॉक्टर को दिखाना चाहिए?
अगर:

पिंपल बहुत ज्यादा हों
दर्द वाले गहरे दाने हों
निशान पड़ रहे हों
समस्या आत्मविश्वास पर असर डाल रही हो
तो त्वचा विशेषज्ञ से सलाह जरूरी है।

निष्कर्ष

टीनएज में त्वचा समस्याएँ सामान्य हैं क्योंकि यह हार्मोनल बदलाव का समय होता है।
सही जानकारी, सही स्किन केयर और जरूरत पर डॉक्टर की मदद से त्वचा स्वस्थ रखी जा सकती है।

लेख 42

प्रेगनेंसी में त्वचा पर बदलाव

प्रेगनेंसी यानी गर्भावस्था महिला के जीवन का एक विशेष समय होता है।
इस दौरान शरीर में कई हार्मोनल और शारीरिक बदलाव होते हैं।
इन बदलावों का असर सिर्फ शरीर के अंदर नहीं, बल्कि त्वचा पर भी साफ दिखाई देता है।
बहुत सी महिलाएं पूछती हैं:
"प्रेगनेंसी में चेहरे पर दाग क्यों पड़ गए?"
"त्वचा में खुजली क्यों हो रही है?"
"चेहरा चमक रहा है या बिगड़ रहा है?"
आइए गर्भावस्था में होने वाले त्वचा बदलावों को आसान भाषा में समझते हैं।

प्रेगनेंसी में त्वचा क्यों बदलती है?
प्रेगनेंसी के दौरान शरीर में हार्मोन बढ़ जाते हैं, जैसे:
एस्ट्रोजन
प्रोजेस्टेरोन
ये हार्मोन त्वचा के रंग, तेल ग्रंथियों और रक्त प्रवाह को प्रभावित करते हैं।
इस कारण त्वचा में कई बदलाव होते हैं।
प्रेगनेंसी में सामान्य त्वचा बदलाव
1. चेहरे पर चमक (Pregnancy Glow)
कुछ महिलाओं में चेहरे पर प्राकृतिक चमक आ जाती है।
यह बढ़े हुए रक्त प्रवाह और हार्मोन का असर है।
2. मेलास्मा (काले धब्बे)
प्रेगनेंसी में सबसे आम समस्या है:
गालों पर
माथे पर
ऊपरी होंठ के पास
काले धब्बे पड़ना।
इसे कहते हैं "प्रेगनेंसी मास्क"।
3. स्ट्रेच मार्क्स
पेट, जांघ और स्तनों पर त्वचा खिंचने से लाल या बैंगनी लाइने बनती हैं।
ये धीरे-धीरे हल्की हो जाती हैं।

4. त्वचा का सूखापन और खुजली
कुछ महिलाओं की त्वचा बहुत सूखी हो जाती है, जिससे खुजली होती है।
मॉइस्चराइज़र मदद करता है।
5. पिंपल या एक्ने
हार्मोनल बदलाव से कुछ महिलाओं में पिंपल बढ़ सकते हैं।
6. त्वचा पर नसों का दिखना
गर्भावस्था में रक्त प्रवाह बढ़ने से चेहरे या पैरों की नसें दिख सकती हैं।
7. मस्से और स्किन टैग
कुछ महिलाओं में गर्दन या बगल में छोटे मस्से जैसे टैग बन जाते हैं।
अधिकतर डिलीवरी के बाद अपने आप कम हो जाते हैं।

क्या ये बदलाव खतरनाक होते हैं?
अधिकतर बदलाव सामान्य होते हैं और डिलीवरी के बाद धीरे-धीरे ठीक हो जाते हैं।
लेकिन अगर:
बहुत ज्यादा खुजली
पूरे शरीर पर दाने
पीलापन
त्वचा पर घाव
हो तो डॉक्टर को दिखाना जरूरी है।
प्रेगनेंसी में त्वचा की देखभाल

- हल्का फेसवॉश और मॉइस्चराइज़र
- रोज सनस्क्रीन
- घरेलू तेज उपायों से बचें
- डॉक्टर की सलाह के बिना दवा न लें
- पानी और पोषण का ध्यान रखें

निष्कर्ष
प्रेगनेंसी में त्वचा पर कई बदलाव होना स्वाभाविक है।
अधिकतर बदलाव हार्मोन के कारण होते हैं और बच्चे के जन्म के बाद धीरे-धीरे सामान्य हो जाते हैं।
सही देखभाल और डॉक्टर की सलाह से त्वचा स्वस्थ रखी जा सकती है।

बुजुर्गों में त्वचा का सूखा और पतला होना

जैसे-जैसे उम्र बढ़ती है, शरीर में कई बदलाव आते हैं।
इन बदलावों का असर त्वचा पर भी साफ दिखाई देने लगता है।
बहुत से बुजुर्ग लोग शिकायत करते हैं:
"त्वचा बहुत सूखी हो गई है।"
"खुजली रहती है।"
"त्वचा पतली और कमजोर लगती है।"
"हल्की सी चोट में निशान पड़ जाता है।"
ये समस्याएँ उम्र बढ़ने के साथ सामान्य हैं, लेकिन सही देखभाल जरूरी है।
आइए इसे आसान भाषा में समझते हैं।

उम्र बढ़ने पर त्वचा में क्या बदलाव होता है?
उम्र के साथ त्वचा की प्राकृतिक ताकत और नमी धीरे-धीरे कम होती जाती है।
मुख्य बदलाव होते हैं:
तेल ग्रंथियाँ कम सक्रिय हो जाती हैं
त्वचा में पानी की मात्रा घटती है
कोलेजन कम बनने लगता है
त्वचा पतली और ढीली हो जाती है
इस कारण त्वचा सूखी और कमजोर हो जाती है।

बुजुर्गों में त्वचा सूखी क्यों हो जाती है?
इसके कारण:
1. प्राकृतिक तेल का कम बनना
उम्र बढ़ने पर त्वचा का प्राकृतिक तेल कम हो जाता है।
इससे त्वचा रूखी लगती है।
2. कम पानी पीना
बुजुर्गों में प्यास कम लगती है, जिससे शरीर में डिहाइड्रेशन हो सकता है।
3. ज्यादा गर्म पानी से स्नान
गर्म पानी त्वचा की नमी छीन लेता है।
4. मौसम का असर
सर्दियों में त्वचा और अधिक सूख जाती है।

5. कुछ दवाइयाँ

कुछ दवाओं का असर त्वचा को सूखा बना सकता है।
पतली त्वचा की समस्या
उम्र के साथ त्वचा की परत पतली हो जाती है।
इससे:
चोट जल्दी लगती है
नीले निशान पड़ जाते हैं
घाव देर से भरते हैं
त्वचा फट सकती है
इसे उम्र का सामान्य असर माना जाता है।

बुजुर्गों में खुजली क्यों होती है?
सूखी त्वचा ही बुजुर्गों में खुजली का सबसे बड़ा कारण है।
लेकिन कभी-कभी खुजली के पीछे कारण हो सकता है:
डायबिटीज
लिवर या किडनी समस्या
एलर्जी
अगर खुजली लंबे समय तक रहे तो जांच जरूरी है।
त्वचा की सही देखभाल

- रोज मॉइस्चराइज़र लगाएं

नहाने के तुरंत बाद लगाना सबसे अच्छा है।

- हल्का साबुन इस्तेमाल करें

तेज केमिकल वाले साबुन से बचें।

- गर्म पानी की बजाय गुनगुना पानी

बहुत गर्म पानी त्वचा को और सूखा करता है।

- पानी पर्याप्त पिएं

त्वचा अंदर से भी हाइड्रेट रहनी चाहिए।

- संतुलित भोजन

फल, सब्जियाँ और प्रोटीन त्वचा को मजबूत बनाते हैं।

- धूप से बचाव

सनस्क्रीन बुजुर्गों में भी जरूरी है।

कब डॉक्टर को दिखाना चाहिए?
अगर:

त्वचा पर घाव बन रहे हों
खुजली बहुत ज्यादा हो
त्वचा से खून निकलने लगे
संक्रमण हो जाए
तो डॉक्टर की सलाह जरूरी है।

निष्कर्ष

बुजुर्गों में त्वचा का सूखा और पतला होना उम्र बढ़ने की सामान्य प्रक्रिया है। सही देखभाल, पर्याप्त नमी और संतुलित जीवनशैली से त्वचा को स्वस्थ रखा जा सकता है।

उम्र बढ़ने के साथ झुर्रियाँ और ढीलापन क्यों होता है?

हम सभी जानते हैं कि उम्र बढ़ने के साथ चेहरे पर बदलाव आना स्वाभाविक है।
धीरे-धीरे हम देखते हैं कि:
चेहरे पर झुर्रियाँ आने लगती हैं
त्वचा ढीली पड़ जाती है
चमक कम हो जाती है
आंखों और होंठों के आसपास लाइनें दिखने लगती हैं
बहुत लोग पूछते हैं:
"झुर्रियाँ क्यों आती हैं?"
"क्या इन्हें रोका जा सकता है?"
"क्या यह बीमारी है?"
आइए इसे आसान भाषा में समझते हैं।

झुर्रियाँ क्या होती हैं?

झुर्रियाँ त्वचा पर बनने वाली महीन रेखाएँ होती हैं जो उम्र बढ़ने के साथ दिखाई देती हैं।
यह त्वचा की प्राकृतिक उम्र प्रक्रिया का हिस्सा है।

उम्र बढ़ने पर त्वचा में क्या बदलाव होता है?

उम्र के साथ त्वचा में तीन मुख्य चीजें कम होने लगती हैं:

1. कोलेजन (Collagen)

कोलेजन त्वचा को मजबूती देता है।
जब यह कम होता है, त्वचा ढीली होने लगती है।

2. इलास्टिन (Elastin)

यह त्वचा को खिंचने और वापस आने की शक्ति देता है।
इसके घटने से त्वचा लटकने लगती है।

3. त्वचा की नमी
उम्र बढ़ने पर तेल ग्रंथियाँ कम काम करती हैं जिससे त्वचा सूखी हो जाती है।
सूखी त्वचा में झुर्रियाँ जल्दी दिखती हैं।

झुर्रियाँ जल्दी क्यों आती हैं?
कुछ कारण उम्र से पहले त्वचा को बूढ़ा बना देते हैं:
1. धूप (Sun Damage)
UV किरणें त्वचा के कोलेजन को नष्ट करती हैं।
धूप झुर्रियों का सबसे बड़ा कारण है।
2. धूम्रपान
सिगरेट त्वचा में रक्त प्रवाह कम कर देती है और त्वचा जल्दी बूढ़ी दिखती है।
3. तनाव और नींद की कमी
तनाव और कम नींद से त्वचा की मरम्मत प्रक्रिया कमजोर हो जाती है।
4. गलत खानपान
कम फल-सब्जियाँ और ज्यादा जंक फूड त्वचा को कमजोर करता है।
5. बार-बार चेहरे के भाव
हंसने, आंखें सिकोड़ने जैसी गतिविधियों से भी समय के साथ लाइनें बनती हैं।

क्या झुर्रियाँ रोकी जा सकती हैं?
उम्र बढ़ना रोका नहीं जा सकता, लेकिन झुर्रियाँ देर से लाने में मदद मिल सकती है।

- रोज सनस्क्रीन
- पर्याप्त पानी
- मॉइस्चराइज़र
- विटामिन युक्त भोजन
- धूम्रपान से बचाव
- पूरी नींद

- तनाव कम करना

इलाज के विकल्प

अगर कोई सुधार चाहता है तो डॉक्टर की सलाह से विकल्प हो सकते हैं:

एंटी-एजिंग क्रीम

रेटिनॉइड

केमिकल पील

बोटॉक्स

लेजर

स्किन टाइटनिंग उपचार

निष्कर्ष

झुर्रियाँ और त्वचा का ढीलापन उम्र बढ़ने की सामान्य प्रक्रिया है।
लेकिन सही देखभाल, धूप से बचाव और स्वस्थ जीवनशैली से त्वचा को लंबे समय तक स्वस्थ और जवान बनाए रखा जा सकता है।

भाग 8

जीवनशैली, देखभाल और इलाज का सही तरीका (लेख 45–50)

लेख 45

स्वस्थ त्वचा के लिए क्या खाएँ?

हम अक्सर त्वचा की देखभाल के लिए बाहर से क्रीम, फेसवॉश और उपचार करते हैं।
लेकिन सच यह है कि:
सुंदर और स्वस्थ त्वचा की शुरुआत अंदर से होती है।
त्वचा हमारे खानपान का सीधा असर दिखाती है।
अगर भोजन सही हो, तो त्वचा चमकदार, साफ और मजबूत रहती है।
आइए समझते हैं कि स्वस्थ त्वचा के लिए हमें क्या खाना चाहिए।

त्वचा का भोजन क्या है?
त्वचा को स्वस्थ रखने के लिए शरीर को चाहिए:
प्रोटीन
विटामिन
मिनरल्स
पानी
अच्छे फैट
ये सब पोषण तत्व त्वचा की मरम्मत और चमक के लिए जरूरी हैं।
1. पानी – त्वचा का सबसे बड़ा मित्र
सबसे पहला और जरूरी तत्व है पानी।
कम पानी पीने से:
त्वचा सूखी होती है
झुर्रियाँ जल्दी आती हैं
चेहरे की चमक कम होती है
दिन में 8–10 गिलास पानी जरूर पिएं।
2. विटामिन C – त्वचा की चमक के लिए
विटामिन C त्वचा में कोलेजन बनाने में मदद करता है।
इसके स्रोत:
आंवला
संतरा
नींबू
अमरूद
टमाटर

यह दाग-धब्बों को भी कम करता है।

3. प्रोटीन – त्वचा की मरम्मत के लिए

त्वचा की कोशिकाएँ प्रोटीन से बनती हैं।
प्रोटीन की कमी से त्वचा:
ढीली
कमजोर
बेजान
हो सकती है।
स्रोत:
दालें
दूध
पनीर
अंडा
सोया
मेवे

4. विटामिन A – त्वचा की सुरक्षा

विटामिन A त्वचा को नई कोशिकाएँ बनाने में मदद करता है।
स्रोत:
गाजर
पालक
शकरकंद
पपीता
यह मुंहासों में भी लाभकारी है।

5. ओमेगा-3 फैटी एसिड – सूजन कम करने के लिए

ओमेगा-3 त्वचा की सूजन कम करता है और एक्ज़िमा जैसी समस्याओं में मदद करता है।
स्रोत:
अखरोट
अलसी (Flax seeds)
मछली
चिया सीड्स

6. जिंक और आयरन – त्वचा और बाल दोनों के लिए

जिंक पिंपल और घाव भरने में मदद करता है।
आयरन त्वचा में रंग और ऊर्जा देता है।
स्रोत:

चना
मूंगफली
हरी सब्जियाँ
गुड़
अनार

7. फल और सब्जियाँ – प्राकृतिक एंटीऑक्सीडेंट

फल और सब्जियाँ त्वचा को अंदर से साफ करती हैं।
रोज़:

- रंग-बिरंगी सब्जियाँ
- मौसमी फल

जरूर खाएं।

क्या न खाना बेहतर है?

त्वचा खराब करने वाली चीजें:

- ज्यादा तला-भुना
- बहुत मीठा
- जंक फूड
- ज्यादा कोल्ड ड्रिंक
- धूम्रपान और शराब

इनसे पिंपल, दाग और उम्र बढ़ने के लक्षण जल्दी आते हैं।

निष्कर्ष

स्वस्थ त्वचा केवल क्रीम से नहीं, सही खानपान से बनती है।
अगर हम सही भोजन, पर्याप्त पानी और संतुलित जीवनशैली अपनाएं, तो त्वचा प्राकृतिक रूप से सुंदर और चमकदार रहती है।

विटामिन और सप्लीमेंट: ज़रूरत या धोखा?

आजकल बाजार में त्वचा के लिए हजारों सप्लीमेंट मिलने लगे हैं:
"ग्लो टैबलेट"
"स्किन व्हाइटनिंग कैप्सूल"
"कोलेजन पाउडर"
"बायोटिन"
"एंटी-एजिंग विटामिन"
लोग सोचते हैं:
"एक गोली से त्वचा चमक जाएगी।"
"सप्लीमेंट खा लें तो दाग हट जाएंगे।"
पर सवाल यह है:
क्या विटामिन और सप्लीमेंट सच में जरूरी हैं या यह सिर्फ मार्केटिंग है?
आइए इसे आसान भाषा में समझते हैं।

त्वचा को विटामिन चाहिए – लेकिन कैसे?
त्वचा को स्वस्थ रहने के लिए कई विटामिन और मिनरल्स जरूरी हैं, जैसे:
विटामिन A
विटामिन C
विटामिन D
विटामिन E
जिंक
आयरन
लेकिन सबसे अच्छा तरीका है इन्हें भोजन से लेना।
फल, सब्जियाँ और संतुलित आहार प्राकृतिक सप्लीमेंट हैं।

सप्लीमेंट कब जरूरी होते हैं?
कुछ स्थितियों में सप्लीमेंट लेना सही हो सकता है:
1. जब शरीर में कमी साबित हो जाए
अगर जांच में कमी मिले:
आयरन की कमी
विटामिन D की कमी

विटामिन B12 की कमी
तो डॉक्टर सप्लीमेंट देते हैं।

2. गर्भावस्था और स्तनपान

इस समय शरीर को अतिरिक्त पोषण की जरूरत होती है।

3. बहुत खराब डाइट

अगर कोई व्यक्ति ठीक भोजन नहीं ले रहा, तो कुछ सप्लीमेंट मदद कर सकते हैं।

4. कुछ त्वचा रोगों में

कुछ मामलों में डॉक्टर विशेष विटामिन देते हैं, जैसे:
सोरायसिस
एक्ज़िमा
बाल झड़ना

सप्लीमेंट कब धोखा बन जाते हैं?

आजकल कई कंपनियाँ दावा करती हैं कि उनकी गोली से:
रंग गोरा हो जाएगा
झुर्रियाँ मिट जाएंगी
त्वचा तुरंत चमक जाएगी
यह अक्सर सच नहीं होता।
क्योंकि:

- त्वचा की समस्या का कारण केवल विटामिन की कमी नहीं होता
- हार्मोन, धूप, तनाव भी कारण होते हैं

ज्यादा सप्लीमेंट नुकसान कर सकते हैं
यह बहुत जरूरी बात है:
ज्यादा विटामिन हमेशा अच्छा नहीं होता
उदाहरण:
ज्यादा विटामिन A से लीवर पर असर
ज्यादा विटामिन D से कैल्शियम बढ़ सकता है
ज्यादा बायोटिन टेस्ट रिपोर्ट गलत कर सकता है
इसलिए बिना डॉक्टर सलाह के सप्लीमेंट लेना नुकसानदायक हो सकता है।
कोलेजन सप्लीमेंट का सच
कोलेजन पाउडर आजकल बहुत लोकप्रिय है।
लेकिन शरीर कोलेजन बनाने के लिए अधिक जरूरी है:
प्रोटीन
विटामिन C

अच्छी नींद
केवल पाउडर से चमत्कार नहीं होता।
त्वचा के लिए सबसे अच्छा उपाय

- संतुलित भोजन
- फल-सब्जियाँ
- पर्याप्त पानी
- अच्छी नींद
- सनस्क्रीन
- तनाव कम करना

ये सभी सप्लीमेंट से ज्यादा असरदार हैं।

कब डॉक्टर से सलाह लें?
अगर आपको लगता है कि:
त्वचा बहुत सूखी है
बाल झड़ रहे हैं
कमजोरी है
बार-बार संक्रमण हो रहा है
तो जांच कराकर सही सप्लीमेंट लेना बेहतर है।

निष्कर्ष
विटामिन और सप्लीमेंट कभी-कभी जरूरी होते हैं, लेकिन हर व्यक्ति के लिए नहीं।
बिना जांच और बिना डॉक्टर सलाह के सप्लीमेंट लेना धोखा और नुकसान दोनों हो सकता है।
स्वस्थ त्वचा का असली रास्ता है:
सही खाना + सही जीवनशैली + सही इलाज

लेख 47

स्किन केयर रूटीन: क्या करें, क्या न करें

आजकल हर कोई चाहता है कि उसकी त्वचा:
साफ हो
चमकदार हो
दाग-धब्बे न हों
उम्र के असर से बची रहे
लेकिन लोग अक्सर उलझन में रहते हैं:
"कौन सा फेसवॉश सही है?"
"क्रीम कितनी लगाएं?"
"सुबह क्या करना चाहिए, रात में क्या?"
"स्किन केयर जरूरी है या सिर्फ फैशन?"
सच यह है कि:
सही स्किन केयर रूटीन त्वचा को लंबे समय तक स्वस्थ रखता है।
आइए आसान भाषा में समझते हैं कि क्या करें और क्या न करें।

सही स्किन केयर का मतलब क्या है?
स्किन केयर का मतलब है:

- त्वचा को साफ रखना
- त्वचा को नमी देना
- धूप से बचाना
- जरूरत पड़ने पर इलाज करना

बहुत सारे प्रोडक्ट लगाने से अच्छा स्किन केयर नहीं होता।

- क्या करें? (Do's)

1. दिन में 2 बार चेहरा साफ करें
हल्के फेसवॉश से सुबह और रात चेहरा धोना पर्याप्त है।
बार-बार चेहरा धोना नुकसान कर सकता है।
2. मॉइस्चराइज़र जरूर लगाएं
हर त्वचा को मॉइस्चराइज़र चाहिए, चाहे त्वचा ऑयली ही क्यों न हो।
ऑयली स्किन में gel-based moisturizer चुनें।
3. सनस्क्रीन रोज लगाएं
सनस्क्रीन केवल गर्मियों में नहीं, पूरे साल जरूरी है।
धूप से:

दाग बढ़ते हैं
झुर्रियाँ आती हैं
मेलास्मा बढ़ता है

4. पर्याप्त पानी पिएं

त्वचा को अंदर से भी हाइड्रेट रखना जरूरी है।

5. संतुलित भोजन लें

फल, सब्जियाँ, प्रोटीन और विटामिन त्वचा को मजबूत बनाते हैं।

6. नींद पूरी करें

त्वचा रात में खुद को रिपेयर करती है।
कम नींद से त्वचा बेजान लगती है।

7. पिंपल या दाने को न छेड़ें

दबाने से दाग और scars बनते हैं।

- क्या न करें? (Don'ts)

1. बिना सलाह के क्रीम न लगाएं

खासकर स्टेरॉयड क्रीम त्वचा को बिगाड़ सकती है।

2. ज्यादा स्क्रब और घरेलू नुस्खे न करें

नींबू, ब्लीच, टूथपेस्ट जैसी चीजें त्वचा जला सकती हैं।

3. हर दिन फेस पैक लगाना गलत है

अधिक प्रयोग से त्वचा संवेदनशील हो सकती है।

4. मेकअप के साथ सोना नहीं

रात में मेकअप साफ करना जरूरी है, वरना पोर्स बंद हो जाते हैं।

5. बहुत सारे प्रोडक्ट एक साथ न इस्तेमाल करें

आजकल "10 स्टेप स्किन केयर" का ट्रेंड है, लेकिन यह हर किसी के लिए जरूरी नहीं।

एक सरल दैनिक स्किन रूटीन

सुबह

- फेसवॉश
- मॉइस्चराइज़र
- सनस्क्रीन

रात

- फेसवॉश
- हल्की क्रीम (जरूरत हो तो)
- मॉइस्चराइज़र

बस इतना काफी है।

कब डॉक्टर की सलाह जरूरी है?

अगर:
लगातार पिंपल हों
दाग बढ़ रहे हों
एलर्जी हो
त्वचा में जलन हो
कोई रोग लंबे समय से हो
तो त्वचा विशेषज्ञ से मिलना जरूरी है।

निष्कर्ष

सही स्किन केयर महंगी क्रीमों से नहीं, नियमित और सरल आदतों से होता है।

कम लेकिन सही देखभाल ही त्वचा को लंबे समय तक स्वस्थ बनाए रखती है।

आयुर्वेद त्वचा रोगों के बारे में क्या कहता है?

भारत की सबसे पुरानी चिकित्सा पद्धति आयुर्वेद केवल रोगों का इलाज नहीं करती, बल्कि शरीर और मन के संतुलन को स्वस्थ जीवन का आधार मानती है।
त्वचा रोगों के बारे में आयुर्वेद की सोच बहुत गहरी और व्यापक है।
आज हम समझेंगे:

आयुर्वेद त्वचा की समस्याओं को कैसे देखता है?
आयुर्वेद में त्वचा का महत्व
आयुर्वेद के अनुसार त्वचा केवल बाहरी परत नहीं है।
त्वचा शरीर के अंदर की स्थिति का प्रतिबिंब है।
आयुर्वेद कहता है:
"त्वचा की खराबी केवल बाहर की समस्या नहीं, अंदर की असंतुलन का संकेत है।"

त्वचा रोगों को आयुर्वेद में क्या कहते हैं?
आयुर्वेद में त्वचा रोगों को कहा जाता है:
"कुष्ठ रोग" (Twak Vikar)
यह शब्द केवल कुष्ठ नहीं, बल्कि सभी प्रकार के त्वचा विकारों के लिए प्रयोग होता है।
जैसे:
दाद
खुजली
एक्ज़िमा
सोरायसिस
सफेद दाग
फोड़े-फुंसी
त्वचा रोग क्यों होते हैं? – आयुर्वेद की दृष्टि
आयुर्वेद के अनुसार शरीर तीन दोषों से चलता है:
वात
पित्त
कफ

जब इन दोषों में असंतुलन होता है, तो त्वचा प्रभावित होती है।

1. पित्त दोष बढ़ने से

पित्त का संबंध गर्मी और रक्त से है।
पित्त बढ़ने पर होता है:
जलन
लालपन
मुंहासे
एलर्जी
फोड़े

2. कफ दोष बढ़ने से

कफ बढ़ने से:
त्वचा तैलीय
सफेद दाद
मोटे चकत्ते
खुजली
हो सकती है।

3. वात दोष बढ़ने से

वात बढ़ने से:
त्वचा सूखी
फटना
झुर्रियाँ
खुजली
होती है।
आयुर्वेद में त्वचा रोगों का मुख्य कारण
आयुर्वेद कहता है कि त्वचा रोगों की जड़ होती है:
रक्त दूषण और खराब पाचन
अगर पेट ठीक नहीं, तो त्वचा भी ठीक नहीं।
मुख्य कारण:
गलत खानपान
कब्ज
ज्यादा तला-भुना
अधिक मीठा
तनाव
नींद की कमी
आयुर्वेदिक उपचार का तरीका

आयुर्वेद इलाज को तीन स्तरों पर करता है:

1. शोधन (Detox)

शरीर से विषैले तत्व निकालना
जैसे पंचकर्म, रक्तशोधन

2. शमन (Medication)

जड़ी-बूटियों से दोष संतुलन
जैसे:
नीम
मंजिष्ठा
हल्दी
आंवला
गिलोय

3. बाहरी उपचार

त्वचा पर लगाने वाले लेप और तेल
जैसे:
नीम तेल
एलोवेरा
चंदन लेप
आयुर्वेदिक जीवनशैली के नियम

- पेट साफ रखें
- हल्का और सात्विक भोजन
- मसालेदार और तली चीजें कम
- पर्याप्त नींद
- तनाव कम
- नियमित योग और प्राणायाम

निष्कर्ष

आयुर्वेद त्वचा रोगों को केवल बाहरी समस्या नहीं मानता, बल्कि शरीर के अंदर दोषों और पाचन की गड़बड़ी से जोड़ता है।
सही आहार, सही जीवनशैली और आयुर्वेदिक उपचार से त्वचा को प्राकृतिक रूप से स्वस्थ बनाया जा सकता है।

लेख 49

आधुनिक इलाज और आयुर्वेद: दोनों साथ कैसे काम करें?

आज के समय में त्वचा रोगों के इलाज के लिए हमारे पास दो मजबूत रास्ते हैं:
आधुनिक चिकित्सा (Modern Dermatology)
आयुर्वेदिक चिकित्सा (Ayurveda)
बहुत से लोग उलझन में रहते हैं:
"एलोपैथी सही है या आयुर्वेद?"
"क्या दोनों साथ चल सकते हैं?"
"क्या आयुर्वेद धीरे काम करता है?"
"क्या आधुनिक इलाज के साइड इफेक्ट होते हैं?"
सच यह है कि:
सही तरीके से दोनों साथ मिलकर बहुत बेहतर परिणाम दे सकते हैं।
आइए इसे आसान भाषा में समझते हैं।

आधुनिक इलाज क्या करता है?
Modern Dermatology का मुख्य उद्देश्य होता है:
- जल्दी राहत देना
- संक्रमण को तुरंत रोकना
- लक्षणों को नियंत्रित करना

उदाहरण:
फंगल इंफेक्शन में एंटीफंगल क्रीम
एलर्जी में एंटीहिस्टामिन
सोरायसिस में फोटोथेरेपी
एक्ने में एंटीबायोटिक
आधुनिक इलाज तेज असर दिखाता है।

आयुर्वेद क्या करता है?
आयुर्वेद का उद्देश्य होता है:
- बीमारी की जड़ पर काम करना
- शरीर के दोष संतुलित करना
- पाचन और रक्त को साफ करना

- ☑ लंबे समय तक सुधार लाना

उदाहरण:
पित्त कम करना
रक्तशोधन
जड़ी-बूटियों से शरीर को मजबूत करना
जीवनशैली सुधार
आयुर्वेद धीरे लेकिन गहराई से असर करता है।

दोनों को साथ क्यों जोड़ें?
कई त्वचा रोग ऐसे होते हैं जो:
बार-बार लौटते हैं
लंबे समय तक चलते हैं
केवल बाहर की क्रीम से ठीक नहीं होते
जैसे:
एक्ज़िमा
सोरायसिस
मेलास्मा
बार-बार एलर्जी
मुंहासे
इनमें Modern इलाज से तुरंत राहत मिलती है
और Ayurveda से अंदरूनी सुधार होता है।
उदाहरण समझिए
फंगल इंफेक्शन

- Modern इलाज → संक्रमण जल्दी खत्म
- आयुर्वेद → इम्यूनिटी और त्वचा की मजबूती

एक्ज़िमा

- Modern → खुजली और सूजन कम
- आयुर्वेद → पित्त-कफ संतुलन, बार-बार लौटने से बचाव

पिंपल और हार्मोनल एक्ने

- Modern → एक्ने नियंत्रण
- आयुर्वेद → पाचन सुधार, हार्मोन संतुलन

दोनों साथ लेते समय सावधानी
कुछ जरूरी बातें:
1. डॉक्टर की निगरानी जरूरी
दोनों इलाज बिना सलाह के साथ लेने से नुकसान हो सकता है।

2. स्टेरॉयड का गलत उपयोग न करें
आधुनिक इलाज में भी स्टेरॉयड सावधानी से ही देना चाहिए।
3. आयुर्वेदिक दवा भी सही डॉक्टर से लें
हर "हर्बल" चीज सुरक्षित नहीं होती।
4. धैर्य रखें
पुरानी त्वचा बीमारी में इलाज समय लेता है।
सबसे जरूरी है जीवनशैली
चाहे आधुनिक हो या आयुर्वेद —
यदि जीवनशैली खराब रहे तो रोग लौट सकता है।
ज़रूरी है:

- सही भोजन
- पर्याप्त पानी
- नींद पूरी
- तनाव कम
- धूप से बचाव
- त्वचा की नियमित देखभाल

निष्कर्ष
आधुनिक चिकित्सा और आयुर्वेद को विरोधी नहीं, सहयोगी मानना चाहिए।
Modern इलाज तुरंत राहत देता है,
और Ayurveda अंदर से सुधार करता है।
जब दोनों को सही तरीके से, सही डॉक्टर की देखरेख में मिलाकर अपनाया जाए, तो त्वचा रोगों में सबसे बेहतर परिणाम मिल सकते हैं।

समस्या से समाधान तकः त्वचा को स्वस्थ रखने का पूरा रास्ता

त्वचा हमारे शरीर का सबसे बड़ा अंग है।
यह केवल सुंदरता का हिस्सा नहीं, बल्कि स्वास्थ्य का आईना भी है।
लेकिन आज के समय में त्वचा की समस्याएँ बहुत आम हो गई हैं:
खुजली
एलर्जी
दाद
पिंपल
दाग-धब्बे
सोरायसिस
सफेद दाग
ऐसे में सबसे बड़ा प्रश्न होता है:

त्वचा की समस्या से समाधान तक सही रास्ता क्या है?
आइए इस अंतिम लेख में पूरा रास्ता आसान भाषा में समझते हैं।
पहला कदम: समस्या को समझिए, डरिए नहीं
त्वचा की अधिकतर समस्याएँ इलाज योग्य होती हैं।
डर और घबराहट समस्या को बढ़ा देती है।
सबसे पहले यह समझें:

- हर दाग कैंसर नहीं
- हर खुजली गंभीर बीमारी नहीं
- हर पिंपल जिंदगी भर नहीं रहेगा

सही जानकारी ही पहला इलाज है।
दूसरा कदम: कारण को पहचानिए
त्वचा रोग केवल बाहर से नहीं होते, उनके पीछे कारण हो सकता है:
संक्रमण
एलर्जी
हार्मोन
धूप
तनाव
खराब खानपान

अंदरूनी बीमारी
जब तक कारण नहीं समझेंगे, इलाज अधूरा रहेगा।
तीसरा कदम: खुद से इलाज बंद करें
आज सबसे बड़ा नुकसान हो रहा है:
बिना सलाह क्रीम लगाने से
स्टेरॉयड से
घरेलू नुस्खों से
इंटरनेट उपचार से
त्वचा प्रयोग करने की चीज नहीं है।
गलत इलाज समस्या को और गंभीर बना देता है।
चौथा कदम: सही डॉक्टर से सलाह लें
अगर समस्या:
बार-बार हो रही है
फैल रही है
लंबे समय से चल रही है
दवा से ठीक नहीं हो रही
तो त्वचा विशेषज्ञ को दिखाना जरूरी है।
सही निदान ही सही इलाज है।
पाँचवां कदम: नियमित स्किन केयर अपनाएं
त्वचा की देखभाल बहुत सरल है:
सुबह

- फेसवॉश
- मॉइस्चराइज़र
- सनस्क्रीन

रात

- चेहरा साफ
- डॉक्टर की सलाह वाली क्रीम
- मॉइस्चराइज़र

महंगे प्रोडक्ट नहीं, नियमितता जरूरी है।
छठा कदम: खानपान और पानी का महत्व
त्वचा का असली इलाज अंदर से होता है।
खाएं:
फल
सब्जियाँ
प्रोटीन

विटामिन C
ओमेगा-3
पीएं:

- पर्याप्त पानी

कम करें:
जंक फूड
तला-भुना
ज्यादा मीठा
सातवां कदम: तनाव और नींद को सुधारें
त्वचा पर सबसे बड़ा असर होता है:
तनाव
चिंता
नींद की कमी
तनाव से एक्ज़िमा, सोरायसिस, पिंपल सब बढ़ सकते हैं।
योग, ध्यान और अच्छी नींद त्वचा का प्राकृतिक उपचार है।
आठवां कदम: आयुर्वेद और आधुनिक इलाज का संतुलन
त्वचा रोगों में सबसे अच्छा परिणाम तब मिलता है जब:

- Modern इलाज से तुरंत राहत
- Ayurveda से अंदरूनी सुधार
- जीवनशैली से स्थायी स्वास्थ्य

सही डॉक्टर की निगरानी में दोनों साथ काम कर सकते हैं।
अंतिम संदेश
त्वचा स्वस्थ रखने के लिए कोई जादू की क्रीम नहीं है।
स्वस्थ त्वचा का रास्ता है:
सही जानकारी + सही इलाज + सही जीवनशैली
त्वचा को समझें, संभालें और सम्मान दें।

निष्कर्ष

त्वचा की समस्याएँ जीवन का अंत नहीं, एक संकेत हैं कि शरीर को देखभाल चाहिए।
समय पर सही कदम उठाकर, हम हर त्वचा समस्या को नियंत्रण में ला सकते हैं।
स्वस्थ त्वचा का मतलब है:

- स्वस्थ शरीर, स्वस्थ मन, आत्मविश्वास से भरा जीवन

Ayur-Derma Course Books

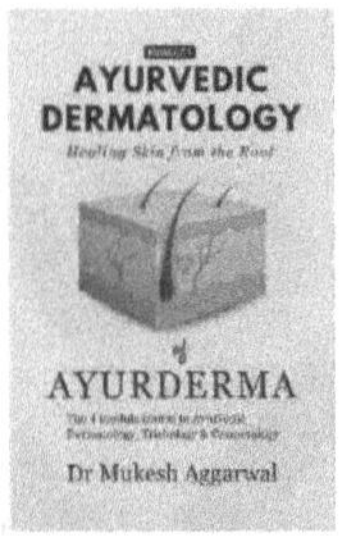

Module 1

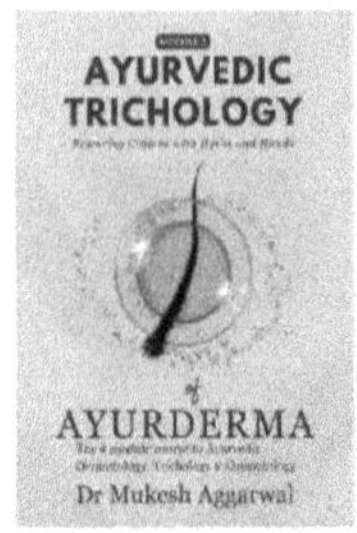

Module 2

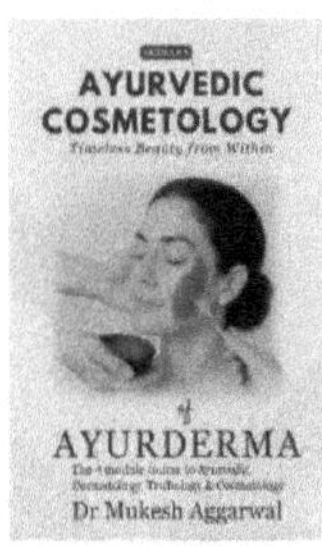

Module 3

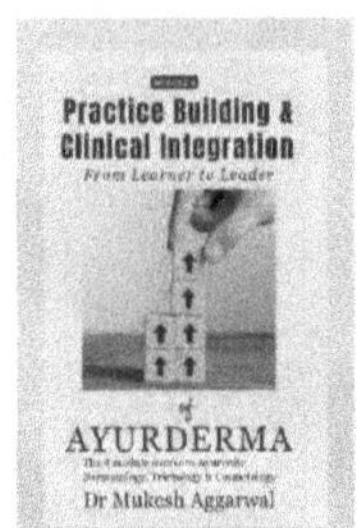

Module 4

Scan the QR
to see more of
Dr Mukesh Aggarwal's work

www.ingramcontent.com/pod-product-compliance
Lightning Source LLC
LaVergne TN
LVHW050934210926
848482LV00013B/614